高等职业院校教材

供护理类专业用

儿科护理实训

主　编　李明合　袁　露　王　娜
副主编　冯运红　饶春艳　李　萍
谭　丽　周湘涛　金　喻
编　委（按姓名汉语拼音排列）
柴　颖（唐山职业技术学院）
常久静（唐山市协和医院）
冯运红（遵义医药高等专科学校）
胡　箐（遵义医药高等专科学校）
金　喻（山东中医药大学第一临床医学院）
李明合（遵义医药高等专科学校）
李　萍（菏泽市立医院）
秦诚成（遵义医药高等专科学校）
饶春艳（遵义医药高等专科学校）
宋　杨（遵义医药高等专科学校）
谭　丽（贵阳护理职业学院）
王　娜（遵义医药高等专科学校）
王　倩（南阳医学高等专科学校第一附属医院）
袁　露（遵义市中心血站）
郑　懿（遵义医药高等专科学校）
周湘涛（湖南环境生物职业技术学院）

北京大学医学出版社

ERKE HULI SHIXUN

图书在版编目（CIP）数据

儿科护理实训 / 李明合，袁露，王娜主编 .—北京：北京大学医学出版社，2021.7（2025.7 重印）
ISBN 978-7-5659-2367-8

Ⅰ. ①儿… Ⅱ. ①李… ②袁… ③王… Ⅲ. ①儿科学 - 护理学 - 高等职业教育 - 教材 Ⅳ . ① R473.72

中国版本图书馆 CIP 数据核字 (2021) 第 029071 号

儿科护理实训

主　　编：李明合　袁　露　王　娜
出版发行：北京大学医学出版社
地　　址：（100191）北京市海淀区学院路 38 号　北京大学医学部院内
电　　话：发行部 010-82802230；图书邮购 010-82802495
网　　址：http://www.pumpress.com.cn
E-mail：booksale@bjmu.edu.cn
印　　刷：北京溢漾印刷有限公司
经　　销：新华书店
责任编辑：毛淑静　　**责任校对**：靳新强　　**责任印制**：李　啸
开　　本：787 mm × 1092 mm　1/16　**印张**：14.75　**字数**：370 千字
版　　次：2021 年 7 月第 1 版　2025 年 7 月第 3 次印刷
书　　号：ISBN 978-7-5659-2367-8
定　　价：45.00 元

前言

《儿科护理实训》是为了使儿科护理理论与儿科临床护理工作无缝对接而编写的实训教材。在编写过程中尽量做到三个无缝对接（即与临床护理工作、国际先进护理理念、国家执业资格考试和职称考试无缝对接），以便更好地为儿童健康服务。

本教材内容主要分四部分：实训管理、基础实训、临床实训和附录。

第一部分是实训管理，包括各种实训管理制度，以保证实训的顺利进行。

第二、三部分是本书的重点内容，包括基础、临床实训两部分，均以临床实际工作为导向进行编写。其中基础实训部分选择了 27 个最常用的实训项目，每个实训项目均包括“实训指导”“评分标准”“实训报告”三部分，以“评分标准”规范学生的操作。通过实训可提高学生的临床工作能力，同时纠正临床护士不规范甚至错误的操作，不但达到“医教结合”，而且使护生和护士都能真正受益。临床实训部分是按照护理程序（护理评估、护理诊断、护理计划、护理实施、护理评价）对儿科常见病、多发病进行护理。每个实训项目后都附有精编的思考题。

第四部分是附录，包括儿科护理实训大纲、精选实训报告和思考题参考答案，便于学生参考和学习。

因编者水平有限，书中错误与不足在所难免，恳请各位同仁批评、指正，多提宝贵意见，以利不断改进。

李明合

2020 年 11 月 10 日

目录

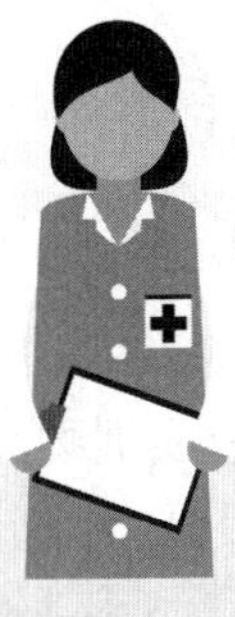

第一部分　实训管理

制度一　实训室管理制度

为适应教学工作的需要，保证实训教学的正常进行，制定实训室管理制度如下：

一、实训室对设备、物品实行专人管理。上实训课前，由实训人员做好相应的准备。实训室使用的设备及物品，必须由专管人员负责清点、核对及妥善保管，对损坏或不能使用者以旧换新补全，对丢失物品必须及时找出原因，以赔偿或其他方法补充。

二、必须按护士规范着装，方可进入实训室。

三、进入实训室后，应注意保持实训室的安静与清洁，勿随意坐、卧示教床，不得在实训室打闹。

四、每次实训开始前，负责实训配合的教辅人员必须仔细检查实训物品准备是否完善，以确保实训的顺利进行。负责实训配合的人员不得离开实训室。

五、实训示教老师及教辅人员进入实训室必须起到示范作用，着装符合要求；教师上台指导或帮助学生操作时，必须认真仔细，并对学生严格要求，耐心指导，不得任意离开实训室。

六、在进行实践教学时，要爱护公共财物，视模拟人如患者，轻稳搬动，不得嬉耍和涂抹，不能在墙壁和课桌椅上刻画、留痕。

七、实训员负责实训室环境整洁。

八、每次课后，由任课老师督促值日生清理用物，打扫卫生，关闭门窗及仪器、水、电等开关。

九、未经实训管理人员统一安排，不得随意进入实训室。

十、实训室的固定资产，如高档模拟人、精密仪器等不可随意搬动，不可外借，特殊情况应由相关负责人批准。

（王　娜　袁　露）

制度二　实训室学生守则

一、参加实训者，必须按护士规范着装方可进入实训室。请勿将食品带进实训室，禁止在实训室内用餐。

二、遵守学习纪律，不得无故旷课、迟到及早退。迟到15分钟者，不能参加该次实训；无故旷课者，该次实训成绩为0分；无故旷课2次或2次以上者，该学期实训成绩为0分。

三、严格遵守实训室的操作规程，不得乱动与实训无关的仪器设备。

四、实训前要认真复习，阅读指导书，了解实训目的、操作步骤、注意事项。

五、实训室内必须严肃认真，不得进行任何与实训无关的活动，不准大声喧哗、打闹、嬉笑。

六、实训中听从老师安排、指导，认真操作，严格遵守操作规范，掌握操作各环节，认真书写实训报告。

七、爱护实训设备，用后放回原处，注意节约各种实训器材和用品，严禁随意坐、卧示教床。

八、保持实训室清洁整齐，实训完毕各组将实训器材、用品、床单位、实训桌等收拾整洁或清洗干净后如数归还原位，并请指导老师核实，如有损坏或丢失应主动报告老师，及时登记，并按规定进行赔偿。将废弃用品置于指定位置，不得随便乱丢。

九、值日同学认真完成当天值日，关好水、电、门窗，经指导老师检查、核实，得到老师允许后方可离开实训室。

十、严禁将实训室内物品带走，违者视情节轻重给予相应处罚。

（王　娜　袁　露）

制度三　实训室安全管理制度

一、实训室是教学科研的重要基地，实训室的安全管理是实训工作正常进行的基本保证。凡进入实训室工作、学习的人员，必须遵守实训室有关规章制度，不得擅自动用实训室的仪器设备和安全设施，不准在实训室吸烟、吃东西，不准随地吐痰。

二、实训室工作人员及参加实训的人员必须认真学习有关安全条例和安全技术操作规程。

三、实训室内安全设施、标志必须齐全有效。

四、实训室供电线路的安装必须符合实训教学的需要和安全用电的有关规定，定期检查，及时维修。

五、实训室要做好防火、防触电等工作，要配备灭火器等消防器材。

六、实训室要采取防盗措施，加强安全保卫工作，非实训室工作人员不得进入仪器保管室内。

七、每日最后离开的实训室人员要负责检查水、电、门窗等有关设施的关闭情况，确认安全无误，方可离开。节假日前各室人员应进行安全检查，并做好记录。

八、对实训室存在的不安全因素，要及时向有关部门反映、整改，若发生安全事故，应在采取补救措施的同时如实向有关部门报告，对造成安全事故者，应根据情节轻重，按有关规定及时处理。

九、实训室工作人员作为实训室安全防护的当然责任者，应随时随地按照本制度进行检查，做好安全防护工作，院领导要经常督促检查。

十、实训中如发生事故，应有急救措施，同时保护现场，并立即向有关部门报告。

（王　娜　袁　露）

制度四　实训室卫生制度

一、实训室内要经常保持清洁卫生，每天上下班应进行清扫整理，桌、柜等表面应每天用消毒液擦拭，保持无尘，杜绝污染。

二、实训室应井然有序，不得存放实训室外及个人物品、仪器等，实训室用品要摆放合理，并有固定位置。

三、随时保持实训室卫生，不得乱扔纸屑等杂物，测试用过的废弃物要倒在特定的箱、桶内，并及时处理。

四、实训室应具有优良的采光条件和照明设备。

五、实训室工作台面应保持水平和无渗漏，墙壁和地面应当光滑和容易清洗。

六、实训室布局要合理，一般实训室应有缓冲间和无菌室，无菌室应有良好的通风条件，如安装空调设备及过滤设备，无菌室内空气测试应基本达到无菌。

七、严禁利用实训室作会议室及其他文娱活动和学习场所。

（王　娜　袁　露）

制度五　仪器设备使用管理制度

一、实训室仪器安放合理，贵重仪器由专人保管，建立仪器档案，并备有操作方法、保养、维修、说明书及使用登记本。

二、各仪器做到经常维护、保养和检查，精密仪器不得随意移动，若有损坏不得私自拆动，应及时报告、通知相关人员，经同意后送仪器维修部门。

三、实训室所使用的仪器、容器应符合标准要求，保证准确可靠，凡计量器具须经计量部门检定合格方能使用。

四、易被潮湿空气、酸液或碱液等侵蚀而生锈的仪器，用后应及时擦洗干净，放通风干燥处保存。

五、易老化变黏的橡胶制品应防止受热、光照或与有机溶剂接触，用后应洗净置于带盖容器或塑料袋中存放。

六、各种仪器设备（冰箱、温箱除外），使用完毕后要立即切断电源，旋钮复原归位，待仔细检查后方可离开。

七、一切仪器设备未经部门主管同意，不得外借，使用的仪器设备按登记本内容进行登记。

八、仪器设备应保持清洁，一般应有仪器套罩。

九、使用仪器时，应严格按操作规程进行，对违反操作规程和因保管不善致使仪器、器械损坏的，要追究当事人责任。

（王　娜　袁　露）

制度六　仪器设备维护保养制度

一、所有仪器设备必须登记造册，建立仪器档案，并显示仪器使用状态。仪器档案内容包括：仪器的技术资料（中、英文名称；厂商；型号及证书；出厂日期；购买日期及合同签订日期；价格；操作手册；检测主要原理；实训室管理人员；应用环境和条件；检测精密度；年检测标本量和产值），保养、维修登记，使用登记，仪器操作规程和保养方法。

二、每台仪器均由专人保管，制订各类仪器的使用、保养和维修的程序，在规定期限内做好保养、校正，以保证仪器的可靠性。

三、每台主要仪器都要提供标准化操作流程（SOP）和指南，未经培训者严禁擅自开启仪器设备。未按操作规程进行操作而造成仪器损坏的，视情节轻重，按有关规定处理。

四、贵重仪器指定专人负责、使用、保管和维护，使用人员必须熟悉仪器的性能，能够排除一般故障，保持仪器清洁、干燥、运转正常。不用时定期检查和通电。

五、每台仪器设备每次使用、维修及保养都应有使用记录和维修、保养记录以便查考。

六、根据各仪器使用的规定，定期进行校准，或者当试剂全部更换、全面保养、更换主要零件、出现不正常偏移及认为有必要时，都要对仪器进行校准，并记录。

七、仪器保养，分为预防性保养和常规保养。一般在仪器设备的操作手册中有详尽的书面说明，使用者应按其规定执行。常规保养指每天开始工作前和结束工作后规定做的保养工作，预防性保养指定期（如 1 周或 1 个月）做的保养工作。有些零配件、材料虽然没有出现损伤现象，有时亦要定期更换。

（王　娜　袁　露）

制度七　仪器设备损坏、丢失赔偿制度

一、仪器设备发生损坏、丢失事故，必须立即向学校报告，重大事故应保持现场。在发生损坏、遗失仪器设备的事故后，当事人应及时写出书面报告，详细说明情况，由学校组织相关人员组成调查组，迅速查明情况和原因，分清责任，提出处理意见报学校领导批准。发生事故后隐瞒不报、推诿责任、态度恶劣者负事故的全部责任。

二、由于下列主观原因，造成仪器设备损坏丢失的应予赔偿：

1. 不听从指挥，不按使用说明书或操作规程进行工作的。

2. 不按制度又未经批准，擅自使用、拆改、调换设备的。

3. 尚未了解仪器设备的工作原理、操作规程、技术性能擅自动用仪器设备的。

4. 由于保管人员保管不当造成丢失或粗心大意造成仪器设备损坏的。

5. 未经领导许可，擅自拿出实训室而损坏、丢失的。

6. 擅自离开实训现场造成仪器设备损失的。

三、由于下列客观原因造成仪器设备损坏丢失，经过鉴定或有关负责人证实，可免予赔偿：

1. 10 年以上仪器设备在正常使用时发生的自然损坏。

2. 因设备质量不佳或设备本身的缺陷，在实训过程中难以避免的损坏。

3. 易于破损的低值品，在使用中偶然失手损坏者。

四、凡属责任事故，当事人要承担责任和经济赔偿。赔偿多少根据具体情节酌情处理。

（王　娜　袁　露）

制度八　实训室低值易耗品管理办法

一、为了不造成浪费，每次实训操作需要的相关低值易耗品（如棉签、医用胶贴等），需根据具体需要数目进行分配。

二、为了不造成浪费，实训室在购买低值易耗品时要根据本学期具体实训开设学时情况和学生人数进行购置。

三、购置低值易耗品时要注意有效期。由于本实训室主要是用于教学，很多实训用物品均用于模拟人，对于过期的低值易耗品可以继续使用。

四、为了使用的安全性，新购置的低值易耗品应与过期品分开放置，且要有明显标注。

五、使用过的低值易耗品应该根据医疗垃圾和生活垃圾标准进行分开丢弃。

六、定期清理低值易耗品，检查是否在有效期限内。

七、实训室低值易耗品不外借。

八、实训室使用过的低值易耗品垃圾根据医院规定进行归类放置。

（王　娜　袁　露）

制度九　药品管理制度

一、为保证对药品仓库实行科学、规范的管理，正确、合理地储存药品，保证药品储存质量，根据《中华人民共和国药品管理法》，特制定本制度。

二、按照安全、方便、节约、高效的原则，正确选择仓位，合理使用仓容，“五距”适当，堆码规范、合理。

三、应按照经营规范的需要，配备符合规定要求的底垫、货架等储存设施，配置必要的库房温、湿度监测和调控设施。

四、应设置温、湿度条件适宜的恒温库。常温库温度为 0 ~ 30℃，阴凉库温度≤ 20℃，冷库温度为 2 ~ 10℃，各库房相对湿度控制在 45% ~ 75%。根据药品储存条件要求，应将药品分别存放在常温库、阴凉库、冷库。对有特殊温、湿度储存条件要求的药品，应设定相应的库房温、湿度条件，保证药品的储存质量。

五、按照药品性能，对药品实行分区、分类储存管理。具体要求：药品与非药品、内服药与外用药分区存放；性能相互影响、易串味的药品要分库存放；中药饮片应设专库；危险药品应专库存放并有安全消防设施。

六、库存药品应按药品批号及效期远近依序集中码放，不同批号药品不得混垛。

七、根据季节、气候变化，做好库房温、湿度管理工作，每日上午、下午定时各 1 次观测并填写“库房温、湿度记录表”，并根据库房条件及时调节温、湿度，确保药品储存安全。

八、药品存放应实行色标管理。待验品、退货药品区——黄色；合格品区、待发药品区——绿色；不合格药品区——红色。

九、医疗用毒性药品、麻醉药品和精神药品，应专人保管、专库或专柜存放、专账管理。

十、对不合格药品实行控制性管理，不合格药品应单独存放，专账记录，并有明显标志。

十一、实行药品的效期储存管理，对效期不足 6 个月的药品应按月进行催销。

十二、储存中发现有质量问题的药品，应立即将药房和库存的药品集中控制，报质量管理机构处理。

十三、做好库存药品的账、货管理工作，按季盘存，确保账、票、货相符。

十四、保持库内环境、货架的清洁卫生，定期进行清理和消毒，做好防盗、防火、防潮、防虫、防鼠、防尘、防污染等工作。

（王　娜　袁　露）

制度十　仿真实训室管理制度

一、学生实训必须有秩序地进入机房，严禁大声喧哗、跑动、打闹，以保证安静良好的学习环境。为了保持室内整洁和设备的安全，禁止在机房内吸烟、乱丢纸屑、随地吐痰、吃东西，违反者视情节轻重进行处理。穿拖鞋者严禁入内。

二、禁止私自携带光盘、U 盘等移动存储设备进入机房，严防计算机病毒进入机房。

三、禁止学生在机房玩游戏及其他违法乱纪的行为。对违反规定者，视情节轻重分别予以处理。

四、学生必须对号入座，座位固定后，不能随意更换。使用前先检查设备完好情况，若发现设备故障，应及时向老师报告情况。教师应详细记录设备故障情况，妥善进行处理。

五、使用者必须遵守安全操作程序，不准进行破坏性操作，不准乱设口令和修改机内配置参数，不准修改、删除系统文件。发现异常情况，及时向老师报告。

六、学生必须爱护机房设备，不得私自拆卸搬移设备，禁止在桌子、凳子、显示器、主机、键盘等计算机设备上乱写乱画。

七、操作完成后应正常退出所使用的软件，正确关闭计算机，将键盘、鼠标、椅子放好。

八、除教学人员用机、学生实训外，非经教师许可外人不得进入机房，学生严禁串班上课。

九、在实训过程中，严禁随便拔、插各类插头；严禁用力击打鼠标、键盘；不得私自接电源、拉线路，严禁乱动电闸和消防器材。对违反操作规程引起设备损坏的，要按原价赔偿。

十、对有下列行为之一者，教师对其进行批评教育，直至取消实训资格。

1. 对计算机进行加密、解密。

2. 改动设备连线，将配件带出。

3. 破坏机房公物，乱写、乱画。

4. 修改、删除系统文件。

5. 利用计算机进行聊天、玩游戏、看影碟等娱乐活动。

（王　娜　袁　露）

制度十一　实训室开放管理办法

为了让实训室开放顺利进行，保障学生练习效果，同时为了实训室管理工作的开展，现制定相关实训室开放管理办法如下。

一、根据各学科授课计划和教学进程，对护理专业班级拟订实训开放课表，在实训室开放之前交到实训管理教师处，实训管理教师根据具体情况进行调整。

二、为了确保实训效果和实训室秩序，每次开放实训室都要安排两位专业教师进行巡回指导，每班从进入实训室的学生中选出一位负责人，负责实训物品的点收及管理，并与实训管理教师联系，根据相关练习项目，与实训管理教师一起准备用物。

三、学生必须着装整齐（必须穿护士服）才能进入实训室。

四、进入实训室后要保持实训室清洁和安静，不得在实训室内打闹、嬉笑，不得拿与实训项目无关的物品。

五、进入实训室后，不得在实训室内吃东西。

六、实训结束后，必须整理好床单位和实训用物才能离开，同时要关好灯和门窗。

（王　娜　袁　露）

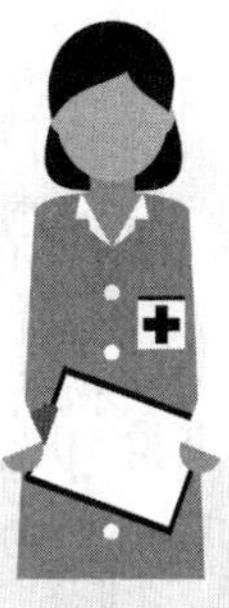

第二部分　基础实训

基础实训一　小儿体格测量及评估

一、实训指导

【实训目的】

1. 正确掌握小儿一般体格测量的方法。

2. 针对测量结果进行护理评估。

【实训内容、步骤】

（一）小儿体格发育各项指标的测量

1. 体重　准确校正体重计，测量前先校正零点。被测者脱去鞋、帽及衣服，仅穿内衣裤。应注意给小儿保暖及保持室内温度适宜。

新生儿测量体重需要运用婴儿磅秤或特制的杠杆秤，最大载重量 10 kg，误差不超过 10 g；1 个月 ~ 7 岁儿童用最大载重量为 50 kg 的磅秤，误差不超过 50 g；7 岁以上小儿用最大载重量 100 kg 的磅秤，误差不超过 100 g。结果记录用千克为单位，精确到小数点后 2 位。

也可由成人抱着婴儿称量，然后减去成人体重和婴儿所穿衣服重量。

2. 身高（长）

（1）身高（长）指头顶至足底的垂直长度。

（2）测量方法：①身高常用身高（坐高）计测量。小儿取立位姿势，两眼平视，胸廓稍挺起，腹部微收，两臂自然下垂，手指并拢，足跟靠拢，足尖分开约 60°。足跟、臀部和两肩胛间三个部位同时靠身高（坐高）计的立柱。移动滑测板，使之轻抵颅顶点，测量者平视，记录身高，以厘米为单位。②测量婴幼儿身长用量床，两边可嵌钢尺以示刻度。测量时需要 2 人，小儿仰卧，助手将小儿头扶正，头顶抵量床头板；测量者位于小儿右侧，左手握住小儿双膝，使腿伸直，右手移动足板使其接触两足跟。以厘米为记录单位，精确到小数点后 1 位。注意量床两侧读数一致。钢尺刻度误差不超过 0.1 cm（可用标准直钢尺校正）。

（3）身高的全长以耻骨联合上缘为界划分为上部量和下部量。

3. 头围　平两眉弓上缘、枕后结节，绕头 1 周的长度。皮尺宜紧贴头皮。

4. 胸围　平左右乳头下缘，两肩胛下角下缘，绕胸 1 周的长度即为胸围。

5. 前囟门　在安静情况下，用示指和中指检查，先检查囟门是否闭合，如未闭合，则应测量囟门大小（对边中点连线长度）。

6. 牙齿　数已萌出乳牙的个数。

7. 坐高　坐高指小儿处于坐位时的头顶至坐骨结节的长度。坐高代表小儿头颅与脊柱的发育。3 岁以下小儿测量头顶至臀部长度，即为顶臀长。

顶臀长用量床测量，需有 1 人协助，协助者固定小儿头部于正中位，测量者左手提小儿下肢，膝关节屈曲，大腿垂直。测量者右手将底板紧贴小儿骶骨，读取读数，以厘米为单位记录，精确到小数点后 1 位。刻度误差每 1 cm 不超过 0.1 cm，两次测量误差小于 0.5 cm。

3 岁以上的被测者坐于坐高计凳上，身躯先前倾使骶部紧靠量板，再挺身直坐，大腿靠拢紧贴凳面，与身躯成直角，两脚平放，移下夹板与头顶接触，读数至 0.1 cm。

8. 上臂围　上臂围是指肩峰点至尺骨鹰嘴连线的中点绕上臂 1 周的长度。上臂围测量用软尺，被测量者双手臂自然平放或下垂，取左臂肩峰点至尺骨鹰嘴连线的中点绕上臂 1 周，以厘米为单位，记录到小数点后 1 位。

9. 皮下脂肪　皮下脂肪厚度（简称皮脂厚度）是评价小儿营养状况的指标之一。皮下脂肪厚度可用 X 线、超声波、皮脂卡钳（皮脂厚度计）等测量。使用皮脂卡钳测量小儿的皮下脂肪厚度最为简单和安全。皮下脂肪厚度测量方法根据常用的测量部位有以下 3 种。①腹壁皮下脂肪厚度测量：取锁骨中线与脐平线交界点，测量者用左手拇指与示指沿躯干长轴垂直方向分开 3 cm 捏起皮下脂肪（皮褶的方向与躯干长轴平行），右手拿皮脂卡钳，张开钳口，在距手捏点下 1 cm 处夹住皮下脂肪，读取刻度盘指针所指读数。单位用毫米，记录到小数点后 1 位。②背部皮下脂肪厚度测量：取左侧肩胛下角下稍偏外侧处皮下脂肪，左手拇指与示指捏起时与脊柱成 45°。③上臂皮下脂肪厚度测量：在左侧上臂肩峰点与尺骨鹰嘴连线中点处测量皮脂厚度，测量时，皮褶的方向与上臂长轴平行。

（二）小儿体格发育的评估

1. 体重　正常新生儿出生平均体重为 3 kg（2.5 ~ 4.0 kg），生后 3 月龄为出生体重的 2 倍（6 kg），12 月龄为出生体重的 3 倍（9 kg），即第 1 年内前 3 个月和后 9 个月的体重增加值相等（均为 3 kg）。2 岁时体重约为出生体重的 4 倍（12 kg）。2 岁 ~ 青春期体重每年增长约 2 kg。

（1）临床上为了便于工作，常按以下公式估算小儿体重。

1）1 ~ 6 个月：体重（kg）= 出生时体重（kg）+ 月龄 ×0.7（kg）。

2）7 ~ 12 个月：体重（kg）=6（kg）+ 月龄 ×0.25（kg）。

3）2 岁 ~ 青春前期：体重（kg）= 年龄 ×2（kg）+8（kg）。

（2）临床上常用以下方法简便评估小儿体重。

1）体重波动在上下 10% 范围内为正常。

2）体重下降15%以上为营养不良；15% ~ 25%为轻度营养不良；25% ~ 40%为中度营养不良；40%以上为重度营养不良。

2. 身高（长） 正常新生儿出生时平均身高（长）为50 cm，出生后第1年增长达25（女）~ 26（男）cm，前半年每月增长约2.5 cm，后半年每月增长1.2 cm。1岁时75 cm。第2年增长10 cm。2岁时85 cm。2岁 ~ 青春期，平均每年增长5 ~ 7 cm。2岁 ~ 青春期儿童的身高（长）可按如下公式计算：

身长/身高=85（cm）+（年龄−2）×7（cm）≈年龄 ×7（cm）+70（cm）

在全身各个系统中，骨骼是稳定的系统之一，受遗传因素控制作用较强，外界生活条件对其造成影响需要有一个长期的过程。所以，外界生活条件的改善或恶化，必须经过长年累月才可能影响身高。身高低于正常的30%以上，要考虑侏儒症、呆小病（克汀病）、营养不良等。

由于头部、脊柱、下肢的发育速度并不一致，出生后第一年头部生长最快，脊柱次之，学龄期下肢生长加快。因此，临床上需要分别测量上部量（自头顶到耻骨联合上缘的长度）和下部量（自耻骨联合上缘到足底的长度），以检查其比例关系。新生儿上部量大于下部量，身长的中点在脐上；2岁时中点在脐下；6岁时中点移至脐与耻骨联合上缘之间；12岁时上、下部量相等，中点在耻骨联合上缘。

3. 头围 是反映颅骨和脑发育的指标。小儿出生时头围约34 cm，前半年增长约9 cm，后半年增长约3 cm，1岁时约46 cm；第二年增长2 cm，2岁时约48 cm；5岁时约50 cm；15岁时头围接近成人，为54 ~ 58 cm。

4. 胸围 反映胸廓与肺的发育。小儿出生时胸围比头围小1 ~ 2 cm，平均为32 cm；一般在1岁左右胸围等于头围，平均为46 cm；1岁后胸围大于头围，在1岁至青春期前，胸围超过头围的厘米数=年龄−1。

5. 前囟 小儿前囟对边中点连线长度在出生时为1.5 ~ 2.0 cm，以后随颅骨发育而增大，6个月后逐渐骨化而变小，在1 ~ 1.5岁时闭合。前囟早闭或过小见于小头畸形；闭合过晚、过大见于佝偻病、先天性甲状腺功能减退症等；前囟饱满常见颅内压增高，如脑积水、脑炎、脑膜炎、脑肿瘤等疾病，而凹陷则常见于极度消瘦或脱水患儿。

6. 牙齿 人的一生有2副牙齿，即乳牙（共20个）和恒牙（共32个）。小儿出生后4 ~ 10个月乳牙开始萌出，12个月尚未出牙者可视为异常。一般于2 ~ 2.5岁出齐。2岁以内乳牙的数目为月龄减4 ~ 6。6岁左右开始萌出第一个恒牙即第一磨牙，位于第二乳磨牙之后；7 ~ 8岁时，乳牙按萌出先后逐个脱落代之以恒牙，12岁左右萌出第二磨牙；18岁以后出现第三磨牙（智齿），但也有终身不出此牙者，恒牙一般在20 ~ 30岁时出齐。

7. 上臂围 在儿童期，肌肉和骨骼围度上的差异相对稳定，脂肪多少影响上臂围变化。因此，可以用上臂围值间接反映脂肪变化来估计营养状况。可用上臂围粗略估计 5 岁以下小儿营养状态：大于 13.5 cm 为营养良好，12.5 ~ 13.5 cm 为营养中等，低于 12.5 cm 为营养不良。

8. 腹壁皮下脂肪厚度　0.8 ~ 0.4 cm 提示轻度营养不良；0.4 cm 以下提示中度营养不良；腹壁皮下脂肪消失提示重度营养不良。

【注意事项】

1. 检查者健康。
2. 检查者在检查前洗手，保持环境温度、湿度适宜。
3. 保持环境安静。
4. 检查者手法轻柔，测量准确。
5. 检查时注意观察小儿情况。

二、评分标准

详见表 2–1。

表 2–1　小儿体格生长指标测量评分标准

年级班别：　　　　　　　　姓名：　　　　　　　　学号：

项目	内容	标准分	得分
操作前准备（13 分）	洗手，戴帽子、口罩	1	
	核对小儿姓名、性别、年龄、腕带信息	2	
	向小儿家属说明测量目的	2	
	确认小儿为空腹或进食后 2 小时且已排空大、小便	2	
	测量室内环境温暖，室温保持在 22 ~ 24 ℃	2	
	检查物品准备：体重秤、小儿身长测量器、软尺、皮脂卡钳、垫布、包被、干净纸尿裤（或尿布）	2	
	注意手温暖	1	
	将毛毯或包被铺好以随时保暖	1	
体重（10 分）	已脱去衣服、鞋帽及纸尿裤，裸体或仅穿单衣	2	
	体重秤盘上铺垫布	1	
	检查体重秤是否放置平稳	1	
	体重秤调零	2	
	一手托小儿头部，一手托其臀部，放于体重秤上	1	
	小儿不可摇晃或接触他物	1	
	待稳定后读数	1	
	准确读数至 0.01 kg	1	

续表

项目	内容	标准分	得分
身长（10 分）	已脱去鞋帽和袜子	1	
	在躯干与量床接触部位铺垫布	1	
	检查量床是否放置平稳	1	
	将小儿仰卧于量板中线，测量者位于小儿右侧	1	
	助手将小儿头扶正，头顶接触头板	1	
	测量者左手固定小儿膝部使其双腿伸直并拢，右手移动足板接触两侧足跟	2	
	量床两侧读数一致，误差不超过 0.1 cm	1	
	测量者眼睛与滑动板在一个水平面上	1	
	准确读数至 0.1 cm	1	
上下部量（8 分）	已脱去纸尿裤、鞋帽和袜子	1	
	测量者用左手固定小儿膝部，使其双腿伸直并拢，右手移动足板接触两侧足跟	2	
	助手用软（硬）尺测量自耻骨联合上缘至足底的垂直距离为下部量	2	
	读数精确到 0.1 cm	1	
	身长减去下部量即为上部量	2	
顶臀长（7 分）	已脱去纸尿裤、鞋帽和袜子	1	
	测量者左手使小儿双腿屈膝 90°，骶部紧贴底板	2	
	使小儿大腿与底板垂直，右手移动足板紧贴臀部	1	
	量床两侧读数一致，误差不超过 0.1 cm	1	
	测量者眼睛与滑动板在一个水平面上	1	
	准确读数至 0.1 cm	1	
胸围（6 分）	小儿卧位，双手自然平放，处于安静状态，测量者位于小儿右侧	1	
	左手拇指固定软尺零点于右侧乳头下缘，右手将软尺紧贴胸部，绕经背部右侧，沿两肩胛骨下角，经左侧回至零点	2	
	软尺轻贴皮肤，不能过紧、过松或打折	1	
	取平静呼吸时中间读数	1	
	准确读数至 0.1 cm	1	
腹围（6 分）	小儿卧位，双手自然平放，处于安静状态，测量者位于小儿右侧	1	
	将软尺零点固定在剑突与脐连线中点，水平绕背 1 周回到零点	2	
	软尺轻贴皮肤，不能过紧、过松或打折	1	
	取平静呼吸时中间读数	1	
	读数精确到 0.1 cm	1	

续表

项目	内容	标准分	得分
上臂围（7分）	已脱去左侧衣袖	1	
	由助手扶小儿至坐位，两手自然平放或下垂，测量者换位于小儿左侧	1	
	测左上臂肩峰至鹰嘴连线的中点	1	
	将软尺零点固定于此中点，绕上臂水平 1 周，周径与肱骨成直角	2	
	软尺轻贴皮肤，不能过紧、过松或打折	1	
	读数精确到 0.1 cm	1	
腹壁皮下脂肪（7分）	小儿卧位，测量者位于小儿右侧	1	
	用皮脂卡钳测量，测量前校正刻度为零	1	
	取锁骨中线平脐处，皮褶方向与躯干长轴平行	1	
	测量者左手拇、示指间距 3 cm，捏起测量处的皮肤与皮下脂肪	2	
	右手用量具（皮脂卡钳）将钳板插入捏起的皮褶两边至底部钳住，测量其厚度	1	
	读数精确到 0.5 mm	1	
头围（7分）	已脱去帽子及解开发辫	1	
	由助手协助抱小儿至坐位，测量者位于小儿前方或右侧	1	
	左手拇指将软尺零点固定于小儿右侧眉弓上缘，左手中、示指固定软尺于小儿枕骨粗隆，手掌稳定小儿头部，右手将软尺紧贴小儿头皮（避开发辫，分开头发）经左侧眉弓上缘回至零点处	3	
	软尺左右对称，不能打折	1	
	读数精确到 0.1 cm	1	
前囟（7分）	由助手协助抱小儿至坐位，测量者位于小儿前方或右侧	1	
	将两手拇指置于小儿前额部，手掌放于小儿颞部，用中指及示指检查	2	
	软尺测量两个对边中点连线的长短，测得结果用“cm×cm”表示	3	
	读数精确到 0.1 cm	1	
测量后（3分）	测量完毕将小儿交回家属并感谢配合	2	
	评价小儿各项指标发育水平	1	

续表

项目	内容	标准分	得分
综合评价（9 分）	操作熟练	1	
	手法轻柔，爱护小儿	2	
	随时注意给小儿保暖	1	
	用柔和语言安抚小儿	1	
	测量数字记录及时准确	2	
	操作前后衣物整理妥当	2	
总分		100	

考核人签名：

三、实训报告

班级　　　　　　　　姓名　　　　　　　　学号

【目的及要求】

【小儿体格检查结果及其评估】

【思考题】

1. 一小儿出生体重为 3.2 kg，生后 6 个月的体重应该是

A. 6.0 kg　　B. 6.2 kg　　C. 6.8 kg
D. 7.0 kg　　E. 7.4 kg

2. 3 岁小儿的平均身长是

A. 71 cm　　B. 75 cm　　C. 81 cm
D. 85 cm　　E. 91 cm

3. 一母亲来儿童保健门诊咨询，其儿子 16 个月应有的牙齿数是

A. 4 ~ 6 个　　B. 7 ~ 9 个　　C. 10 ~ 12 个
D. 13 ~ 15 个　　E. 16 ~ 18 个

4. 下列 5 岁小儿生长发育指标中属于**不正常**的是

A. 体重 18 kg　　B. 身高 105 cm　　C. 乳牙 20 个

D. 前囟门已闭合　　E. 上部量等于下部量

5. 一健康小儿体重 18.5 kg，身高 106 cm。其年龄约为

A. 3 岁　　B. 4 岁　　C. 5 岁

D. 6 岁　　E. 7 岁

6. 一健康小儿，体重 9.2 kg，身长 75 cm，头围 46 cm，胸围 46 cm，牙齿 8 个，其年龄是

A. 8 个月　　B. 10 个月　　C. 12 个月

D. 16 个月　　E. 18 个月

7. 一正常小儿体重 8.2 kg，身高 68 cm，出牙 2 个，能独坐，会爬，但不会走，会学说“爸”“妈”。该小儿的年龄是

A. 4 个月　　B. 8 个月　　C. 12 个月

D. 18 个月　　E. 24 个月

（8—10 题共用题干）

患儿，男，5 岁。体重 12 kg，身高 97 cm，经常烦躁不安，皮肤干燥苍白，腹部皮下脂肪 0.3 cm，肌肉松弛。

8. 护士判断该患儿是

A. 轻度营养不良　　B. 中度营养不良　　C. 重度营养不良

D. 营养不良性贫血　　E. 中度脱水

9. 该患儿次日起床后，突然出现面色苍白，出汗，脉搏细弱，肢体冰冷，意识模糊，护士首先应考虑该患儿发生了

A. 心力衰竭　　B. 低血糖　　C. 脱水

D. 低血钙　　E. 缺氧

10. 此时，首先应做的治疗是

A. 缓慢静脉注射 25% 葡萄糖　　B. 输入生理盐水

C. 给予强心药　　D. 补钙

E. 吸氧

（李明合　周湘涛）

基础实训二　奶方配制及辅食添加

一、实训指导

【实训目的】

1. 学会奶方的奶量计算和配制操作。

2. 学会婴儿乳品的配制方法。

3. 掌握辅食添加的原则、顺序。

4. 学会常见辅食的制作。

5. 培养学生认真负责的态度和同情、关爱患儿的基本素质。

【实训过程及准备】

1. 实训过程　在儿科实训室实训，教师先讲解并示教有关小儿喂养与乳品配制的方法。然后将学生分组进行操作练习。

2. 护生准备　按照护理学生的素质要求：服装鞋帽整洁，态度和蔼可亲，言语温和恰当，操作时动作轻柔、准确，富有爱心。

3. 用物准备　配乳卡、天平、广口容器、大量杯、量勺、开水壶、电磁炉、奶锅、无菌奶瓶、温开水、搅拌勺、白糖、全脂奶粉、配方奶粉、鲜牛奶、榨汁机、豆浆机、研钵、研钵棒、碗、小勺、水、大米、面条、苹果、香蕉、蔬菜、猪肝、肉、山药、砧板、菜刀、料酒、姜汁、盐、蒸锅、水果刀。

【奶方】

（一）奶量计算

1. 8%糖牛奶需要量：体重（kg）×110（ml/kg）。

2. 另加水量：体重（kg）×40（ml/kg）。

（二）哺乳次数及时间

新生儿期提倡按需哺乳，2个月以内婴儿每日哺乳6 ~ 7次或7次以上；3 ~ 4个月婴儿哺乳6次左右；4 ~ 5个月婴儿可减至5次。每次哺乳时间为15 ~ 20分钟。

（三）奶瓶喂养方法

1. 核对床号、姓名、奶液种类和奶量。

2. 先给婴儿更换衣服、尿布，然后抱起婴儿，围好垫巾，哺喂者坐在凳子上，使婴儿头部枕于其左臂上呈半卧位。

3. 喂奶　①先试奶温：哺喂者右手将奶瓶倒转，滴1 ～ 2滴奶液于左手臂内侧，以不烫手为宜；②刺激其吸吮：轻触婴儿口角部；③哺喂：倾斜奶瓶，使其含住奶嘴吸吮，使奶液充满整个奶嘴，哺喂过程中要注意观察。

4. 喂毕将婴儿竖抱伏于肩上，轻拍其背部，使咽下的空气排出，然后将婴儿放回床上，取右侧卧位。

5. 整理用物，初步清洁后送消毒，洗手，记录哺乳情况及奶量。

【配乳法】

1. 全脂奶粉配制法

（1）核对配乳卡，计算婴儿全日所需的牛奶量和水量。

（2）洗手，戴口罩。

（3）用天平称出所需奶粉克数，按比例1∶8配制；或用量杯量水，按1∶4置于广口容器中调成乳汁。

（4）1∶4配制法：用1体积的奶粉加4体积的水充分混匀，煮沸后文火煮3分钟，然后装瓶备用。

（5）按婴儿1天的哺乳次数分别将配好的牛奶倒入消毒好的奶瓶内，盖好盖子，待凉后置冰箱内备用。

（6）整理用物，初步清洁后送消毒，洗手。

2. 配方奶粉配制法

（1）核对配乳卡，计算婴儿全日所需的牛奶量和水量。

（2）洗手，戴口罩。

（3）根据配方奶包装盒要求的温开水量（40 ～ 60 ℃）与奶粉的比例，用量勺取适量奶粉倒入量杯，轻轻摇匀，使其完全溶解。

（4）整理用物，初步清洁后送消毒，洗手。

3. 鲜牛奶配制方法

（1）核对配乳卡，计算婴儿全日所需的牛奶量、糖及水量。

（2）洗手，戴口罩。

（3）将计算好的鲜牛奶量用量杯准确量取，放入奶锅内加热煮沸3 ～ 4分钟，关火静置（去除奶皮则为脱脂奶），加入计算好的白糖，搅拌均匀。

（4）按婴儿1天的哺乳次数分别将配好的牛奶倒入消毒好的奶瓶内，盖好盖子，待凉后置冰箱内备用。

（5）整理用物，初步清洁后送消毒，洗手。

【常用辅食的制作】

（一）果汁、蔬菜汁的制作方法

1. 苹果汁

材料：新鲜苹果、白开水、白糖等。

做法：苹果洗净去皮，切小块放入电动搅拌机内；开动机器，加白开水，搅拌2分钟然后用清洁的纱布过滤取汁即可。必要时可加白糖。

2. 苹果胡萝卜汁

材料：胡萝卜、苹果各1个。

做法：胡萝卜、苹果洗净，去皮，切块，加清水，放锅内煮烂；然后用清洁的纱布过滤取汁即可。

3. 玉米汁

材料：鲜玉米粒适量、开水、白糖。

做法：鲜玉米粒、开水、白糖均匀搅拌，一起放入豆浆机内；调到制玉米汁档，运作大约20分钟即可。

4. 黄瓜汁

材料：黄瓜1根、开水适量。

做法：黄瓜洗净，切薄片，放电动搅拌机内；加开水，搅拌2分钟即成。

5. 哈密瓜汁

材料：哈密瓜、开水、白糖适量。

做法：哈密瓜去皮，切成小块；放入电动搅拌机内，加开水、白糖；开动机器搅拌1 ~ 2分钟即可饮用。

6. 菠菜汁

材料：电磁炉及锅体、新鲜的菠菜叶。

煮菠菜：用洗干净的锅烧1碗水，烧开后把切碎的菠菜放到锅里，用小火熬大约5分钟，再把火关了焖15分钟左右。

取汁：①过滤煮好的菠菜水；②把菠菜捞出放到准备好的纱布上挤汁。

（二）泥状辅食的制作方法

1. 苹果泥制作方法

材料：电磁炉及锅体、新鲜苹果。

做法一：将苹果洗净，去皮，然后用刮子或匙慢慢刮成泥状即可喂食。

做法二：①原料处理。选好的果实用清水充分洗涤，沥净水后去皮，削除果皮的厚度在1.2 mm以内。然后用不锈钢刀将其对半纵切，果形大者可切4块。再挖净果心、果柄和花萼，消除残留果皮。②预煮。将处理后的果肉置于夹层锅中，加入占果肉重10% ~ 20%的清水，煮沸10 ~ 20分钟。并不断搅拌使上、下层的果块软化均匀。③打浆。预煮后的果块，用打浆机打成浆状再将其过滤，分开果渣；④浓缩。将果浆倒入锅中熬煮。

2. 猪肝瘦肉泥

材料：猪肝和瘦猪肉，姜汁适量。

做法：将猪肝和瘦猪肉洗净，去筋，放在砧板上，用不锈钢汤匙按同一方向以均衡的力量刮，制成肝泥、肉泥。然后将肝泥和肉泥放入碗内，加入少许冷水、料酒、姜汁和盐搅匀，上笼蒸熟即可食用。

3. 奶香山药泥

材料：山药1节，牛奶半杯。

做法：山药洗净，去皮，切片。放入电饭锅蒸约20分钟后取出，将熟山药片取出放凉，装入食品保鲜袋中。用擀面杖将其擀压成泥状。把压碎的山药泥装入小碗中，再倒入小半杯牛奶，牛奶的倒入量可酌情增加。然后把小碗再放入蒸锅蒸10分钟即可。

4. 土豆泥

材料：土豆、牛奶、白糖。

做法：先将土豆洗净，去皮，切块，上笼屉蒸熟，将软了的土豆碾成泥状，加少量水调匀，或根据宝宝的口味，加入牛奶、白糖调味。也可将土豆连皮一起煮，煮到透心为止（如用筷子轻松插入土豆内部，说明已经煮好），将煮熟的土豆去皮，放到碗里，用工具捣烂土豆，要想土豆泥更加细腻，可以用打蛋器。

5. 青菜泥

材料：绿色蔬菜。

做法：将青菜洗净、去茎，菜叶切碎，将切碎的菜叶放入沸水中煮熟，捞出，捣成菜泥，炒菜锅内放少许食用油，烧热后将菜泥放入锅内炒一下即可。

6. 米糊的制作

材料：大米30 g，清水150 ml。

做法一：①大米浸泡3小时以上，用研钵和研钵棒加水磨成白色的米浆；②用纱布或网筛将磨好的米浆过滤出来；③取一个小锅，将磨好的米浆加水150 ml倒入锅内，用小火一边煮一边搅拌，直至米糊煮至透明。

做法二：①大米浸泡3小时以上，用搅拌机将水和大米磨成白色的米浆；②用网筛将磨好的米浆过滤出来；③取一个小锅，将磨好的米浆加水150 ml倒入锅内，用小火一边煮一边搅拌，直至米糊煮至透明即可。

7. 香蕉泥的制作

材料：香蕉1根。

做法一：将香蕉去皮，然后用刮子或匙慢慢刮成泥状即可喂食。

做法二：①香蕉去皮，取1/3切下放盘中备用；②将香蕉切成小块放入碗中；③在碗中倒入开水，将小的香蕉块烫1 ~ 2分钟，然后滤掉水；④用大一点的匙子把香蕉压碎直到成泥状；⑤在碗中添加适量约40 ℃的温开水（根据稀稠情况调配水量），用小匙搅拌均匀。

（三）末状食物的制作方法

1. 清蒸肉末

材料：瘦肉150 g，姜少量。

做法：将瘦肉剁碎成肉末；切姜丝；放入与肉末平衡的水；大火蒸 15 分钟。

2. 蛋花鸡汤烂面

材料：1 个鸡蛋，5 根细面条，1/2 杯鸡汤，少许盐、豌豆尖。

做法：先将鸡汤煮开后下面条煮软；鸡蛋搅成糊，然后将鸡蛋糊慢慢倒入煮沸的面条汤中；最后放入切碎的豌豆尖煮烂，再加少许盐调味即可。

（四）软食的制作方法

1. 鸡肉末汤煮面片

材料：30 g 鸡肉，15 g 圆白菜，5 g 芹菜，鸡汤、面片适量。

做法：先将鸡肉末煮熟；然后将锅放置火上，加入鸡汤，下入 3 g 面片；待煮熟后倒入鸡肉末、菜末，加入少许食用油即可。

2. 凉拌鸡肉面

材料：20 g 挂面、20 g 鸡肉末、10 g 胡萝卜泥、10 g 菠菜、1 个鸡蛋。

做法：先将鸡蛋打成汁，取一半备用；将挂面切短备用，100 ml 高汤煮熟；然后把鸡肉末、胡萝卜泥、菠菜末一起放入高汤中，加入鸡蛋汁搅拌均匀，用小火煮至鸡蛋熟为止，待放凉即可食用。

3. 小米胡萝卜粥

材料：小米 50 g、胡萝卜 50 g、水适量。

做法：把所需食材提前备好，小米淘洗干净放碗中备用；胡萝卜切成细丝备用；把小米和胡萝卜丝都放进电饭煲中再加入适量的水。按下电饭煲的稀饭功能按钮，待煮熟后一碗香甜的小米胡萝卜粥就做好了。

4. 蒸肉饼

材料：猪肉馅、豆干若干，青豆、盐、生抽、糖适量。

做法：①三肥七瘦的坐臀肉，剁成肉馅，用盐、生抽、糖调味，加青豆碎拌匀；②取 1 个碗，碗底放切块的豆干，再将肉馅放入，稍整形；③放入蒸锅中蒸熟即可。

【实训评价】

评价方式为自评、他评、师评。评价内容如下：

1. 是否明确实训目的，并能准确描述。
2. 实训准备是否完整，实训者是否已经完成准备工作。
3. 操作过程是否认真、全员参与、小组合作，讨论结果是否准确。

【注意事项】

1. 配奶前必须洗手、戴口罩。
2. 配奶时，先准备好适量的温水，再加入奶粉搅拌。集中配奶，现配现喂。
3. 配奶的量杯、搅拌勺、奶瓶和奶头一用一消毒。
4. 配方奶粉注明开盖起始时间。量勺用后不能放在奶粉罐内，防止奶粉污染。

二、评分标准

详见表 2–2、2–3、2–4。

表 2–2　母乳喂养指导操作规范及评分标准

年级班别：　　　　　　　　姓名：　　　　　　　　学号：

项目	内容	标准分	得分
准备（29 分）	衣帽整洁，仪表端庄，面带微笑，普通话流利	4	
	物品准备：靠背椅、踏板或脚凳、清洁毛巾	4	
	了解婴儿喂养情况（是否母乳喂养、喂养方式、次数、夜间喂养情况、喝水或添加其他食物情况等）	4	
	解释母乳喂养的重要性（至少说出 5 条）	5	
	关闭门窗，温度、湿度适宜，光线明亮	3	
	换清洁尿布、洗手	2	
	协助母亲洗手，清洁乳房	4	
	查看乳头有无凹陷、皲裂，乳房有无硬结等	3	
哺乳姿势指导（46 分）	指导母亲坐在靠背椅上，紧靠椅背，两腿自然下垂或踩在脚凳上	4	
	指导母亲用前臂、手掌托住婴儿	6	
	婴儿头与身体保持一条直线	4	
	婴儿身体转向并贴近母亲，面向乳房，鼻尖对准乳头	6	
	指导母亲另一手呈“C”形托起乳房	5	
	指导母亲用乳头碰婴儿的嘴唇，促使婴儿张嘴	4	
	待婴儿把嘴张大后，再把乳头及大部分乳晕放入婴儿口中	5	
	退奶时用一手按压婴儿下颌，退出乳头	4	
	指导吸完一侧乳房再吸另一侧乳房	4	
	指导母亲在哺乳的过程中注意观察婴儿的面色、呼吸	4	
哺乳后指导（10 分）	哺乳后将婴儿竖抱，轻拍后背	4	
	打嗝后侧卧位放置以防误吸	2	
	挤出少许乳汁涂在乳头及乳晕处，预防乳头皲裂	4	
操作要求（15 分）	与产妇的沟通良好	3	
	操作熟练，手法轻柔，语言通俗易懂	3	
	随时注意给婴儿保暖	3	
	正确指导母亲进行有效的母乳喂养	3	
	正确洗手，衣物整理妥当	3	
总分		100	

考核人签名：

表 2–3　人工喂养配奶操作评分标准

年级班别：　　　　　　　　　　姓名：　　　　　　　　　学号：

项目	操作规程	标准分	得分
操作前准备（20 分）	护士准备：着装整洁，洗手，戴口罩、帽子	5	
	评估婴儿：评估病情、日龄、体重、精神反应、吸吮吞咽功能等情况	8	
	物品准备：500 ml 或 1000 ml 量杯 2 个，奶粉适量，奶粉量勺 1 个，无菌调奶器，装满开水的保温瓶 1 个，温开水，无菌奶瓶，干净抹布	5	
	环境准备：安静、整洁、明亮、无噪音	2	
操作方法及程序（60 分）	擦净桌面，准备用物	5	
	洗手，打开包布，取出无菌量杯、调奶器	10	
	量取所需的水量	5	
	用量勺取适量奶粉倒入量杯，用调奶器搅匀使其完全溶解	15	
	根据婴儿奶量倒入奶瓶内	5	
	用抹布擦拭桌面，清洁干净后整理用物	5	
	配奶用物清洁干净后，送供应室灭菌备用	10	
	洗手	5	
效果评价（20 分）	操作熟练	5	
	奶粉比例、温度适宜	10	
	工作台面保持清洁、干净	5	
总分		100	

考核人签名：

表 2–4　人工喂养实操考核流程及评分标准

年级班别：　　　　　　　　　　姓名：　　　　　　　　　学号：

项目	内容	标准分	得分
素质要求（5 分）	考生报告准考号码及操作项目，语言流畅，态度和蔼，面带微笑	2	
	仪表大方，举止端庄，头发修饰整齐，脚步轻盈矫健	2	
	着装符合要求，衣着松紧适宜	1	

续表

项目	内容	标准分	得分
操作前准备（13 分）	说出应准备的物品：有软垫的靠背椅、脚凳、奶粉、温开水、小毛巾、温奶器、消毒好的奶瓶、婴儿清洁尿布	8	
	操作：给新生儿换清洁尿布	3	
	说出：关闭门窗，采光要好，以便观察婴儿，调节室温至 26 ~ 28 ℃，在喂奶前，为婴儿营造安静、舒适的环境	2	
操作实施（72 分）	操作：产妇坐在靠背椅上，背部紧靠椅背	4	
	操作：喂奶侧的脚踩在脚凳上以便抬高大腿	3	
	操作：用七步洗手法清洁双手，取出已经消毒好的备用奶瓶，参考奶粉包装上的用量说明，按婴儿体重，配制所需要的温水量，并且水温为 50 ℃	15	
	操作：倒入适量奶粉。一定要用专门的量勺，一勺是一平勺，不能没装满，也不能冒尖。盖上盖子，将奶粉和水摇匀（水平方向左右摇匀）。奶粉放好后，要将奶瓶拧紧，再盖上盖子，再摇匀，这样冲泡好的奶才不会因为摇晃而漏出。一定要摇匀，不能有奶块	15	
	操作：将配好的奶滴在手腕内侧处试温，感觉不烫手和不凉便可以给婴儿食用	5	
	操作：将婴儿抱至胸前，宝宝的头枕于产妇左手肘处，宝宝下颌处垫上小毛巾，倒转奶瓶，将奶嘴中的空气赶净，用奶嘴刺激宝宝口唇，待其张大，将奶嘴送入婴儿口中	5	
	说出：指导产妇喂奶时不要东张西望，要微笑地面对婴儿，轻柔地和婴儿沟通。注意使奶瓶保持一定倾斜度，奶瓶里的奶始终充满奶嘴，防止婴儿吸入空气	5	
	中断给婴儿喂奶，指导产妇只要轻轻地将小指滑入婴儿嘴角，即可拔出奶嘴，中断婴儿吸奶的动作	2	
	操作：哺乳后应将婴儿竖抱，让婴儿的头部侧向一边，靠在护理者的肩膀上	5	
	操作：用空心掌由下至上轻轻拍打婴儿后背，直至婴儿打嗝，如未能拍出嗝，则可多抱一段时间	5	
	操作：将婴儿放在床上时让其右侧卧位	5	
	说出：观察婴儿半小时左右，以防溢奶或呛奶	3	
评价（10 分）	交流：边喂养边与婴儿进行语言、眼神的交流，亲切爱抚，保证婴儿保暖、安全	5	
	操作熟练、动作轻稳、手法正确，婴儿愉悦	5	
总分		100	

考核人签名：

三、实训报告

班级　　　　　　　　　　　姓名　　　　　　　　　　　学号

【目的及要求】

【配制 8%的糖牛奶（用全脂奶粉）】

【苹果汁的制作】

【米糊的制作】

【香蕉泥的制作】

【思考题】

1. 婴儿期总的能量需要量为

A. 100 kJ/（kg・d） B. 110 kJ/（kg・d） C. 100 kcal/（kg・d）

D. 110 kcal/（kg・d） E. 460 kcal/（kg・d）

2. 3个月婴儿，体重5 kg，人工喂养儿，最佳奶方为

A. 鲜牛奶450 ml，糖50 g，水100 ml

B. 鲜牛奶550 ml，糖44 g，水200 ml

C. 鲜牛奶550 ml，糖30 g，水200 ml

D. 鲜牛奶600 ml，糖48 g，水300 ml

E. 鲜牛奶600 ml，糖44 g，水100 ml

3. 8%糖牛奶100 ml能产热

A. 100 kJ B. 200 kJ C. 100 kcal

D. 200 kcal E. 300 kcal

4. 添加辅食不正确的是

A. 2个月加鱼肝油滴剂 B. 3个月加瘦肉末

C. 4个月加动物血 D. 5个月加蛋黄

E. 11个月加碎菜

5. 患儿，女，10个月，母乳喂养，6个月开始添加辅食，小儿生长发育良好，家长询问小儿断奶的最佳月龄，正确的是

A. 4 ~ 5个月 B. 6 ~ 7个月 C. 8 ~ 9个月

D. 10 ~ 12个月 E. 14 ~ 16个月

（饶春艳　周湘涛）

基础实训三　小儿用药护理

一、实训指导

【实训目的】

1. 学会小儿药物剂量计算。

2. 学会按需要正确分药。

3. 学会按需要正确配药。

【药物剂量计算】

小儿用药剂量较成人准确，多按体重计算。计算公式如下。

剂量（每日或每次）= 患儿体重（kg）× 每千克体重需要量（每日或每次）

【给药方法】

（一）口服法

口服法是临床最常用的给药方法。婴幼儿用糖浆、水剂、冲剂等较合适，也可将药片捣碎后加糖水喂服。喂药时最好将小儿抱起或头略抬高，以免呛咳及将药吐出。年长儿可用片剂或药丸。病情需要时可采用鼻饲给药。

1. 准备

（1）用物准备：治疗车、药盘、药卡、药物、药杯、小匙、滴管、研钵、搅棒、毛巾、注射器、温开水。

（2）患儿准备：婴幼儿需家长协助以配合操作。

（3）环境准备：温、湿度适宜，安静整洁，光线明亮。

（4）护士准备：衣帽整洁，洗手，戴口罩；询问患儿用药史、过敏史及家族史。

2. 操作步骤

（1）核对、检查：核对服药卡、药卡、药物，做到“三查七对”。

（2）备药：婴儿服用片剂时需将药物研碎，用少量温白开水或糖浆溶解；水剂用注射器按量抽取；散剂用少量温白开水或糖浆溶解。

（3）核对、解释：携用物至床旁，进行核对和解释，以取得合作。

（4）安置体位：给婴幼儿喂药时，可将其抱起在膝上，颌下围一毛巾，抬高头部。

（5）协助喂药：左手拇指按压患儿下颌使之张口，右手用小勺或滴管沿着一侧口角颊部将药液喂入，松开左手使其闭合下咽。对于不合作的患儿可用左手拇指、示指分别按住其颊部和下颌部，使其张口，右手持药杯、药勺沿着一侧口角倒入少许药液，使其咽下。

（6）服药后处理：服药后可喂少许温开水，以清洁口腔，清除口腔内药味。

（7）整理、记录：服药后再次核对，观察患儿服药后反应，整理用物及床单元，记录给药剂量和时间。

3. 操作流程

核对、检查→备药→核对、解释→安置体位→协助喂药→服药后处理→整理、记录。

4. 注意事项

（1）遵医嘱给药，严格执行给药原则和查对制度。

（2）用具需要清洗和消毒，置清洁干燥处保存。

（3）给婴幼儿喂药时，须自其口角慢慢倒入少量药液，切勿过急、过快，以防药液呛入气管；患儿啼哭时不可喂药，以免呛入气管或引起呕吐。

（4）药物切忌与乳汁或食物混合喂服，也不可将药物放入奶瓶中吸吮，以防厌乳。

（二）注射法

注射法比口服法奏效快，但对小儿刺激较大。使用前要给予解释和鼓励。肌内注射时，对不合作的患儿采用“三快”的注射方法，即进针快、注药快、拔针快，缩短时间，避免出现意外。肌内注射次数过多时可造成臀肌挛缩，影响下肢功能活动，故非病情必需不宜采用；静脉注射法多在抢救时应用；静脉滴注应注意药物浓度，根据年龄大小、病情严重程度控制滴速，可使用输液泵均匀输液，同时要防止药液外漏，保持静脉的通畅。

1. 准备

（1）用物准备：①消毒治疗盘一套、0.5%聚维酮碘、无菌镊子及消毒液桶、无菌棉签；②无菌注射器（具体型号依据药量而定）；③医嘱单及注射卡；④药物（遵医嘱准备）。

（2）患儿准备：婴幼儿需家长协助以配合操作。

（3）环境准备：温、湿度适宜，整洁安静，光线明亮。

（4）护士准备：衣帽整洁，洗手，戴口罩；询问患儿用药史、过敏史及家族史。

2. 操作步骤

（1）配药：在治疗室内按医嘱准备药物，正确配药，注意药物配伍禁忌。

（2）核对、解释：携用物到患儿床前，进行核对、解释，以取得配合。

（3）安置体位：婴幼儿需家长协助约束，退裤暴露臀部。

（4）定位：2 岁以下婴幼儿选择臀中肌、臀小肌为注射部位，其定位方法有 2 种。①三横指定位法：取髂前上棘外侧三横指处（以患儿手指宽度为标准），常规消毒注射区皮肤；②示指中指定位法：以护士的示指尖和中指尖分别置于髂前上棘和髂嵴下缘处，两指和髂嵴即构成一个三角区，其示指和中指构成的内角区即为注射区。

（5）消毒：常规消毒注射区皮肤。

（6）穿刺、固定：护士左手绷紧消毒区域外皮肤，右手握笔式持针，与皮肤成 90° 垂直、快速进针，回抽确定无回血，固定针栓，推药。

（7）拔针、按压：药物推注完毕时，用无菌干棉签轻按进针处，迅速拔针后按压至不出血。

（8）整理、记录：安抚患儿，协助穿好衣裤，整理用物及床单元；记录给药剂量和时间。

3. 操作流程　配药→核对、解释→安置体位→定位→消毒→穿刺、固定→拔针、按压→整理、记录。

4. 注意事项

（1）严格执行查对制度、无菌技术操作原则。

（2）需要长期注射的患儿应更换注射部位，并用细长针头，深部注射；若有药液吸收不良或硬结出现，局部可湿热敷或理疗。

（3）婴幼儿常不合作，注射时采用“三快法”，即进针快、推药快、拔针快，以缩短哭闹挣扎时间，以免发生断针等意外；年长儿可采用“两快一慢法”，即进针快、拔针快、推药慢。

（4）若注射过程中针头折断，应保证患儿原位不动，固定局部组织，以防断针移位，并尽快用无菌血管钳夹住断端取出；如全部埋入肌肉应立即请外科医生处理。

（三）外用法

外用药有水剂、混悬剂、粉剂、膏剂等，以软膏多见。根据不同的用药部位，可对患儿手进行适当约束，以免因抓、摸等使药物误入眼、口而发生意外。

（四）其他方法

雾化吸入较常用，但需有人在旁照顾。灌肠给药采用不多，可用缓释栓剂。含剂、漱剂在小儿时期使用不便，年长儿可用。

二、评分标准

详见表 2–5。

表 2–5 口服药喂服法实操考核流程及评分标准

年级班别： 姓名： 学号：

项目	操作要求	标准分	得分
素质要求（5 分）	选手报告准考号码及操作项目，语言流畅，态度和蔼，面带微笑	2	
	仪表大方，举止端庄，头发修饰整齐，脚步轻盈矫健	2	
	着装符合要求，衣着松紧适宜	1	
操作前准备（15 分）	洗手、戴口罩	5	
	乳钵（研碎药片）1 套、小勺、水杯（内有温开水）、食糖	10	
操作实施（70 分）	查对患儿姓名、药名、浓度、剂量、时间等；将药片用乳钵研成粉状（不能吞咽药片、药丸的婴幼儿）；用糖水 10 ml 溶化（或喂药前 1 小时将药片砸开，用少量水泡上，使其充分溶解），调成糊状（加上糖浆或糖水），准确倒取水剂药	20	
	再次查对，将准备好的温开水与药带至床旁桌上，为患儿围上围巾	10	
	护士抱起患儿，以左臂固定患儿的双臂及头部（如不宜抱起者需抬高头部，面部稍偏向一侧），用小药勺盛药液	10	
	从口角处顺口颊方向慢慢倒入（小勺仍留在口中），待药液已咽下后，将药勺拿开（以防患儿将药液吐出）；若患儿不肯咽下时，可用拇指与示指轻轻捏双颊使之吞咽，喂药后再喂少量水，冲净口中药液	20	
	为患儿擦净口周，撤去围巾	5	
	洗手，记录药名及水量	5	
评价（10 分）	交流：边喂药边与患儿进行语言、眼神的交流，亲切爱抚，保证患儿保暖、安全	5	
	操作熟练、动作轻稳、手法正确，患儿愉悦	5	
总分		100	

考核人签名：

三、实训报告

班级　　　　　　　　姓名　　　　　　　　学号

【目的及要求】

【操作步骤】

【注意事项】

【思考题】

1. 某药每片 0.1 g，患儿每次 0.06 g，每日 3 次。如何分药?（备有研钵、药杯、药袋）

2. 庆大霉素每支 8 万 U（2 ml），需 3 万 U，怎么配药?（备有生理盐水和 5 ml 注射器）

3. 从青霉素（每支 80 万 U）中取出 15 万、16 万、17 万、18 万、19 万、20 万 U。（备有生理盐水和 5 ml 注射器）

4. 6 个月小儿需配制多少青霉素，每次用多少，怎么配制？（小儿青霉素剂量及用法：每日 2.5 ~ 5 万 U/kg，每日 2 次。青霉素规格：每支 80 万 U）

5. 2 岁小儿用头孢唑林，每次用多少，怎么配制？（儿童常用剂量：每日 50 ~ 100 mg/kg，分 2 ~ 3 次。头孢唑林规格：每支 0.5 g）

6. 判断下列医嘱是否正确，若有错误，请指出，并改正。

（1）1 岁小儿，用庆大霉素肌内注射，每次 4 万 U，每日 2 次。

（2）新生儿，用地西泮 1 mg，立即注射止惊。

（3）某药物的服用方法是每次 25 mg/kg，3 次 / 日。体重 8 kg 的小儿每日应用药总量为 200 mg。

（李明合　周湘涛）

基础实训四　头皮静脉输液法

一、实训指导

小儿头皮静脉极为丰富，分支甚多，互相沟通交错成网且静脉表浅，头皮静脉输液易于固定，方便小儿肢体活动。故婴幼儿静脉输液多采用头皮静脉，常选用额上静脉、颞浅静脉及耳后静脉等。

【实训目的】

1. 补充液体、营养，维持体内电解质平衡。

2. 使药物快速进入体内。

【实训准备】

1. 护士准备

（1）亲切称呼并核对患儿及腕带，主动自我介绍。

（2）评估患儿年龄、病情、意识状态、营养状况、合作程度、穿刺部位皮肤、血管状况及肢体活动度；询问有无药物、消毒剂、导管材料等过敏史。

（3）评估患儿用药情况和头皮静脉情况。

（4）告知患儿家长静脉输液的目的、方法、配合要点及注意事项。

（5）洗手、戴口罩。

2. 物品准备

（1）输液器、液体及药物。

（2）治疗盘：聚维酮碘溶液、棉签、弯盘、胶布、头皮针。

（3）其他物品：污物杯、剃刀、肥皂、纱布、治疗巾，必要时备沙袋或约束带。

3. 患儿准备　为小婴儿更换尿布，协助幼儿排尿，顺头发方向剃净局部毛发。

【操作步骤】

1. 在治疗室内核对、检查药液、输液器，按医嘱加入药物，并将输液器针头插入输液瓶塞内，关闭调节器。

2. 携用物至患儿床旁，核对患儿，再次查对药液，将输液瓶挂于输液架上，排尽空气。

3. 将枕头放在床沿，使患儿横卧于床中央，头下垫油布治疗巾，必要时用全身约束法约束患儿。

4. 如两人操作，则一人固定患儿头部，另一人穿刺。穿刺者立于患儿头端，消毒皮肤后，一手绷紧血管两端皮肤，另一手持针在距静脉最清晰点向后移 0.3 cm 处将针头沿静脉向心方向平行刺入皮肤，然后将针头稍挑起，沿静脉走向徐徐刺入，见回血后推液少许，询问并观察患儿反应，如无异常，用胶布固定，调节滴速。

5. 协助患儿取舒适体位，整理用物，记录输液时间、输液量及药物。

【注意事项】

1. 严格执行查对制度和无菌技术操作原则，注意药物配伍禁忌。

2. 针头刺入皮肤，如未见回血，可用注射器轻轻抽吸以确定回血；密切观察输液是否通畅，局部是否肿胀，针头有无移动和脱出，特别是输注刺激性较强的药物时；因血管细小或充盈不全而无回血者，可试推入极少量液体，如畅通无阻，皮肤无隆起及变色现象，且点滴顺利，证实穿刺成功。

3. 穿刺中注意观察患儿的面色和一般情况，切不可只顾操作而忽视了病情观察。

4. 根据患儿病情、年龄、药物性质调节输液速度，观察输液情况，如速度是否合适，局部有无肿胀，针头有无移动、脱出，瓶内溶液是否滴完，各连接处有无漏液，以及有无输液反应发生。

【评价】

1. 告知到位，患儿家长知晓相关告知事项。

2. 严格执行查对制度及无菌技术操作原则。

3. 护士观察、巡视到位，及时处理输液故障。

4. 护士仪表规范、微笑服务，语言亲切、流畅、通俗易懂，态度和蔼可亲。

5. 护士操作轻柔、熟练、规范、节力。

二、评分标准

详见表 2–6。

表 2–6 小儿头皮静脉输液操作考核评分标准

年级班别：　　　　　　姓名：　　　　　　学号：

项目	操作要求	标准分	得分
仪表（5 分）	仪表端庄，服装整洁	5	
评估与告知（10 分）	亲切称呼并核对患儿及腕带，主动自我介绍	2	
	评估患儿的病情、年龄、意识	2	
	评估患儿用药情况和头皮静脉情况	3	
	告知患儿家长静脉输液的目的、方法、配合要点及注意事项	3	

续表

项目	操作要求	标准分	得分
操作前（10分）	查对医嘱，洗手、戴口罩	2	
	根据病情需要准备药液，备齐用物，放置合理	2	
	环境安全，适合操作	2	
	患儿家长已了解静脉输液的目的、方法、注意事项，能够配合	2	
	检查药物、注射器、输液器质量	2	
操作中（50分）	携用物至床旁，核对患儿及腕带、药液瓶签	3	
	用物放置合理、安全	3	
	协助患儿取舒适体位，暴露穿刺部位	3	
	常规消毒瓶塞、连接输液管	3	
	正确排气，关闭调节器	3	
	选择合适的头皮静脉，穿刺部位下垫治疗巾	4	
	常规消毒皮肤，范围正确	4	
	准备胶布，核对、排气	4	
	绷紧血管两端皮肤，头皮针与皮肤进针角度正确	5	
	进针稳、准，一针见血	4	
	针头及输液管妥善固定	4	
	调节滴数，询问并观察患儿反应	4	
	瓶签上注明输液时间并签名	3	
	告知患儿家长注意事项	3	
操作后（10分）	再次核对，观察、询问患儿感受，协助取舒适体位	4	
	整理床单位，用物处理正确	3	
	洗手，记录，签字	3	
评价（10分）	告知到位，患儿和（或）家属知晓相关告知事项	2	
	严格执行查对制度及无菌技术操作原则	2	
	护士观察、巡视到位，及时处理输液故障	2	
	护士仪表规范、语言亲切、态度和蔼	2	
	护士操作轻柔、熟练、规范、节力	2	
提问（5分）	小儿头皮静脉输液常选用的静脉有哪些？	2	
	小儿头皮静脉输液的注意事项有哪些？	3	
总分		100	

考核人签名：

三、实训报告

班级　　　　　　　　　　姓名　　　　　　　　　　学号

【目的及要求】

【头皮静脉穿刺中的注意事项】

【小儿头皮静脉输液常选用的静脉】

【小儿头皮静脉输液的操作步骤】

【思考题】

1. 小儿头皮静脉穿刺时，直接通过皮肤刺入静脉，针头与皮肤所成夹角是

A.10° ~ 15°　　B.0° ~ 15°　　C.15° ~ 30°

D.30° ~ 45°　　E.45° ~ 60°

2. 头皮静脉不包括

A. 额静脉　　B. 颞浅静脉　　C. 头静脉

D. 枕静脉　　E. 耳后静脉

3. 头皮静脉的特点是

A. 外观呈浅红色　　B. 管壁薄易被压瘪　　C. 易滑动

D. 回血时呈冲击状　　E. 推药时阻力大

（李明合　周湘涛）

基础实训五　小儿液体疗法

一、实训指导

【实训目的】

1. 学会判断输液计划是否正确的方法。

2. 学会临床常用混合液的配制。

3. 学会临床常用电解质液体（如10%氯化钾、5%碳酸氢钠）的稀释。

【实训用品】

1. 5%碳酸氢钠注射液（10 ml）。

2. 10%氯化钾注射液（10 ml）。

3. 0.9%氯化钠注射液（生理盐水，500 ml、250 ml、100 ml）。

4. 5%葡萄糖氯化钠注射液（500 ml、250 ml、100 ml）。

5. 10%葡萄糖氯化钠注射液（500 ml、250 ml、100 ml）。

6. 5%葡萄糖注射液（500 ml、250 ml、100 ml）。

7. 10%葡萄糖注射液（500 ml、250 ml、100 ml）。

8. 开放式输液瓶（500 ml、250 ml）。

9. 注射器（50 ml、5 ml）。

10. 配液专用侧孔针头（12 ~ 16号）。

11. 砂轮、镊子、污物桶、棉签、聚维酮碘溶液、75%乙醇、无菌纱布等。

【实训过程】

（一）判断

判断下列输液计划是否正确，若有错误，请指出错在哪里？

1. 6 kg小儿重度等渗性脱水酸中毒（二氧化碳结合力21 mmol/L）补液

（1）生理盐水80 ml、1.4%碳酸氢钠40 ml，静脉滴注，30 ~ 60分钟内滴完。

（2）1.4%碳酸氢钠133 ml，静脉滴注，20 ~ 25滴/分。

（3）生理盐水110 ml、5%葡萄糖165 ml、1.4%碳酸氢钠55 ml，静脉滴注，12 ~ 15滴/分。

（4）生理盐水150 ml、5%葡萄糖300 ml，静脉滴注，6 ~ 9滴/分。

2. 12 kg 小儿重度低渗性脱水低血钾补液

（1）生理盐水 160 ml、1.4%碳酸氢钠 80 ml，静脉滴注，30 ~ 60 分钟内滴完。

（2）1.4%碳酸氢钠 240 ml，静脉滴注，30 ~ 35 滴 / 分。

（3）生理盐水 293 ml、5%葡萄糖 220 ml、1.4%碳酸氢钠 147 ml，静脉滴注，24 ~ 30 滴 / 分。

（4）生理盐水 300 ml、5%葡萄糖 600 ml，静脉滴注，10%氯化钾 20 ml，12 ~ 8 滴 / 分。

3. 9 kg 小儿轻度高渗性脱水补液

（1）生理盐水 90 ml、5%葡萄糖 270 ml、1.4%碳酸氢钠 45 ml，静脉滴注，18 ~ 23 滴 / 分。

（2）生理盐水 81 ml、5%葡萄糖 324 ml，静脉滴注，9 ~ 13 滴 / 分。

4. 8 kg 小儿中度等渗性脱水补液

（1）生理盐水 160 ml、5%葡萄糖 240 ml、1.4%碳酸氢钠 80 ml，静脉滴注，16 ~ 20 滴 / 分。

（2）生理盐水 120 ml、5%葡萄糖 360 ml，静脉滴注，8 ~ 12 滴 / 分。

（二）配制液体

配制 2∶1 液 180 ml、2∶3∶1 液 300 ml、4∶3∶2 液 450 ml、1∶3 液 200 ml（用以上提供的实训用品）。

【注意事项】

1. 严格无菌操作规程。
2. 严格查对制度。
3. 严格操作规范。
4. 要有认真负责的态度。

二、评分标准

详见表 2–7。

表 2–7　静脉液体配置操作评分标准

年级班别：　　　　　　　　姓名：　　　　　　　　学号：

项目	操作要求	标准分	得分
准备用物（10 分）	10 ml 注射器，砂轮，输液器，注射盘（内盛放静脉留置针、敷贴、输液贴、复合碘棉签、止血带、污物盒），输液执行单，清洁湿布，按医嘱准备药物（10%氯化钾）与液体（检查、拆外包装），输液标签（注明床号、姓名、药名、签名），经第二人核对无误；2 只污物桶、1 只锐器盒放治疗车下层；输液架放床边	10	

续表

项目	操作要求	标准分	得分
操作步骤（90分）	仪表端庄	4	
	洗手，戴口罩，30分钟内停止清扫，擦治疗台、洗抹布，洗手	10	
	按医嘱准备好所需药物，检查药品名称、浓度、剂量、有效期，液体袋有无漏液，液体有无浑浊、沉淀、絮状物、结晶等	20	
	贴上输液小标签	4	
	去液体袋盖子，消毒加药口，安瓿锯后消毒	6	
	检查一次性注射器有效日期，包装有无破损，取出注射器	6	
	再次查对药物名称、剂量、浓度、有效期等，用正确手法吸取药液	16	
	将药液注入液体袋内，再次核对安瓿后丢弃，检查液体有无浑浊、沉淀、絮状物、结晶等，签全名，消毒加药口，检查一次性输液器有效日期，包装有无破损，插入液体袋，将备好的物品放在治疗车上	20	
	整理治疗桌	4	
总分		100	

考核人签名：

附：软包装溶液检查方法

一挤二照三倒转四复照。一挤：双手用力挤压软包装，检查有无渗液；二照：对光照看溶液的质量，认真观察溶液有无沉淀、絮状物、霉点等；三倒转：将溶液上下倒转后再检查有无漂浮物或絮状物；四复照：再一次对光照看溶液，检查其质量。

三、实训报告

班级　　　　　　　　　姓名　　　　　　　　　学号

【目的及要求】

【实训方法】

【思考题】

1. 说出 2∶1 液 180 ml、2∶3∶1 液 300 ml、4∶3∶2 液 450 ml、1∶3 液 200 ml 的组成、张力和用途。

2. 100 ml 液体中最多能加 10%的氯化钾多少毫升？

3. 判断下列小儿输液计划是否正确，若错误，请指出错在哪里。

病例一：9 kg 小儿重度等渗性脱水补液。

（1）生理盐水 160 ml、1.4%碳酸氢钠 80 ml，静脉滴注，30 ~ 60 分钟内滴完。

（2）生理盐水 165 ml、5%葡萄糖 247.5 ml，1.4%碳酸氢钠 82.5 ml，静脉滴注，18 ~ 23 滴 / 分。

（3）生理盐水 225 ml、5%葡萄糖 450 ml，静脉滴注，9 ~ 13 滴 / 分。

病例二：10 kg 小儿中度等渗性脱水补液。

（1）生理盐水 200 ml、5%葡萄糖液 300 ml、1.4%碳酸氢钠 100 ml，静脉滴注，20 ~ 25 滴 / 分。

（2）生理盐水 200 ml、1.4% 碳酸氢钠 100 ml，静脉滴注，10 ~ 15 滴 / 分。

（李明合　周湘涛）

基础实训六　小儿生命体征测量

一、体温测量实训指导

【实训目的】

1. 观察体温的变化，判断体温有无异常。

2. 动态监测体温变化，分析热型。

3. 协助诊断，为预防、治疗、康复和护理提供依据。

【实训地点及学时】

儿童保健门诊、幼儿园或者儿科模拟病房实训室。2 学时。

【实训内容】

1. 小儿腋温和肛温的测量。

2. 评估小儿体温是否在正常范围。

【实训用物】

消毒体温计、消毒液纱布、秒表、记录本、笔，另备润滑剂、棉签、卫生纸、新生儿护理模型、婴幼儿护理模型等。

【实训方法】

1. 检查体温计　检查体温计无破损，并甩至 35 ℃以下。

2. 核对、解释　核对小儿，向小儿和（或）家长说明测量目的及操作过程中需配合的事项等。

3. 测量方法　根据小儿年龄和病情而定。

（1）测口温：能配合的年长儿可测量口温。①将体温计水银端斜放于舌下热窝处；②嘱患儿闭唇含住体温计，用鼻呼吸，必要时用手托住体温计，勿用牙咬；③测量时间 3 分钟。

（2）测腋温：小婴儿可测量腋温。①协助取舒适卧位，暴露腋下，如有汗液则以干毛巾擦干腋下；②将体温计水银端放于腋窝处紧贴皮肤，协助患儿屈臂过胸夹紧体温计，不能合作者应协助其夹紧上臂；③测量时间 10 分钟。

（3）测肛温：肛温最准确，但对小儿刺激大。①协助取仰卧位，以一手抓其两脚踝部并提起，露出肛门；②用棉签蘸润滑剂润滑肛表水银端；③用手分开臀部，将肛表旋转并缓慢、轻轻地插入肛门内 3 ~ 4 cm；④用手固定肛表，以防滑落或插入过深；⑤测量时间 3 分钟。

4. 读数

（1）取出体温计，用消毒液纱布擦拭（肛表用卫生纸擦拭），准确读数。读数后，将体温计甩至 35 ℃以下后放置在弯盘内。

（2）体温与病情不符时，应重新测量。确有异常应及时与医生联系。

5. 整理、记录 整理用物，安置小儿，做好记录。

【注意事项】

1. 检查体温计 检查体温计是否完好，水银柱是否在 35 ℃以下。

2. 禁忌证 ①禁忌测口温：婴幼儿、精神异常、昏迷、口腔疾患、口鼻手术、张口呼吸者；②禁忌测腋温：腋下有创伤、手术、炎症者，腋下出汗较多者，肩关节受伤或消瘦夹不紧体温计者；③禁忌测肛温：直肠或肛门手术、腹泻、心肌梗死者。

3. 保证安全 尽量设专人守护，防止意外。

4. 咬破体温计时的预防和处理方法 测口温时，嘱小儿勿用牙咬体温计，若小儿不慎咬破体温计，应首先及时清除玻璃碎屑，再口服蛋清或牛奶，若病情允许，可服用粗纤维食物，加速汞的排出。

5. 避免影响体温测量的各种因素 如剧烈运动、进食、冷热饮、冷热敷、洗澡、坐浴、灌肠等，若有上述情况应休息 30 分钟后再测量。

二、脉搏测量实训指导

【实训目的】

1. 判断脉搏有无异常。

2. 动态监测脉搏变化，间接了解心脏状况。

3. 协助诊断，为预防、治疗、康复和护理提供依据。

【实训地点及学时】

儿童保健门诊、幼儿园或者儿科模拟病房实训室。2 学时。

【实训内容】

1. 小儿脉搏的测量。

2. 评估小儿脉搏是否在正常范围。

【实训用物】

秒表、记录本、笔、听诊器、新生儿护理模型、婴幼儿护理模型等。

【实训方法】

1. 核对、解释 核对小儿，向小儿和（或）家长说明测量目的及操作过程中需配合的事项等。

2. 安置体位 取坐位或卧位，手腕伸展、放松，置于舒适的位置上。

3. 测量　应在安静时测量。年幼儿腕部脉搏不易扪及，可选择颈动脉或股动脉搏动，也可心脏听诊测得。

4. 计数　一般情况下，测量时间为 30 秒，将所测数值乘以 2 即为脉率；异常脉搏、病情危重患儿应测 1 分钟；若脉搏细弱难以触诊时应测心尖冲动即测心率 1 分钟。

5. 整理、记录　整理用物及床单位，做好记录。

【注意事项】

1. 不可用拇指测脉搏，因拇指动脉搏动较强，易与患儿脉搏相混淆。

2. 测脉搏前如小儿有剧烈运动、紧张、哭闹等活动，应安静 20 ~ 30 分钟再测。

3. 测脉率时应同时观察脉搏节律、强弱等情况。

三、呼吸测量实训指导

【实训目的】

1. 判断呼吸有无异常。

2. 动态监测呼吸变化，了解小儿呼吸功能情况。

3. 协助诊断，为预防、治疗、康复和护理提供依据。

【实训地点及学时】

儿童保健门诊、幼儿园或者儿科模拟病房实训室。2 学时。

【实训内容】

1. 小儿呼吸的测量。

2. 评估小儿呼吸是否在正常范围。

【实训用物】

秒表、记录本、笔、棉花纤维、新生儿护理模型、婴幼儿护理模型等。

【实训方法】

1. 核对、解释　核对小儿，向小儿和（或）家长说明测量目的及操作过程中需配合的事项等。

2. 安置体位　舒适体位，精神放松，呼吸呈自然状态。

3. 测量　应在安静时测量。

（1）年幼儿以腹式呼吸为主，故可按小腹起伏计数。

（2）呼吸过快不易看清者，可用听诊器听呼吸音计数，还可用少许棉花纤维粘贴在鼻孔边缘，观察棉花纤维被吹动次数计数。

（3）除呼吸频率外，还应注意呼吸节律及深浅度。

4. 计数　一般情况下，测量时间为 30 秒，将所测数值乘以 2 即为呼吸频率；异常呼吸、病情危重患儿应测 1 分钟。

5. 整理、记录 整理用物及床单位，做好记录。

【注意事项】

1. 测量前如有剧烈运动、情绪激动等，应休息 30 分钟后再测量。

2. 测量呼吸时应不使小儿察觉。

四、血压测量实训指导

【实训目的】

1. 判断血压有无异常。

2. 动态监测血压变化，间接了解循环系统的功能状况。

3. 协助诊断，为预防、治疗、康复和护理提供依据。

【实训地点及学时】

儿童保健门诊、幼儿园或者儿科模拟病房实训室。2 学时。

【实训内容】

1. 小儿血压的测量。

2. 评估小儿血压是否在正常范围。

【实训用物】

根据不同年龄选择不同宽度的袖带（宽度为上臂长度的 2/3）、听诊器、记录本、笔。

【实训方法】

1. 上肢肱动脉测量法

（1）核对、解释：核对小儿，向小儿和（或）家长说明测量目的及操作过程中需配合的事项等。

（2）安置体位：取坐位或卧位。血压计“0”点与肱动脉、心脏处于同一水平。坐位：肱动脉平第 4 肋；卧位：肱动脉平腋中线。

（3）卷袖露臂：选择健侧肢体测量，卷袖露臂，肘部伸直，掌心朝上。必要时脱袖，避免衣袖过紧影响血流。

（4）缠袖带：开启水银槽开关，驱尽袖带内空气，平整地缠于上臂中部，袖带下缘距肘窝 2 ~ 3 cm，松紧以能放入 1 指为宜。

（5）戴听诊器：触摸肱动脉搏动，将听诊器胸件放于肱动脉搏动最明显的部位。

（6）充气：关闭气门，充气至肱动脉搏动音消失，再升高 20 ~ 30 mmHg。充气不可过快、过猛，避免引起小儿不适和水银溢出。

（7）放气：以每秒 4 mmHg 的速度缓慢放气，同时注意水银柱所指的刻度。

（8）听音：当听诊器中出现第一声搏动音时，水银柱所指刻度即为收缩压；随后搏动声继续存在并增大，直到声音突然减弱或消失，此时水银柱所指刻度即为舒张压（WHO 规定，以动脉搏动音消失为判断舒张压的标准）。

（9）读数：眼睛的视线保持与水银柱弯月面同一水平。视线低于水银柱弯月面，读数偏高。反之，读数偏低。

（10）整理、记录：安置小儿，整理用物；及时记录。

2. 下肢腘动脉测量法

（1）体位舒适：取屈膝仰卧位或俯卧位，脱去一侧裤腿，暴露测量部位。

（2）缠袖带：将袖带平整缠于大腿下部，袖带的下缘距腘窝 3 ~ 5 cm。

（3）听音读数：将听诊器胸件置于腘动脉搏动处，听搏动音及读数同上肢。

【注意事项】

1. 小儿血压正常值推算公式：收缩压（mmHg）=80+ 年龄 ×2，舒张压为收缩压的 2/3。

2. 如一侧肢体正在输液或实施手术后不久，应选择对侧肢体测量。

3. 小儿于运动、洗澡、情绪激动、紧张后，应休息 30 分钟后再测量。

4. 需要密切观察血压者应做到四定：定时间、定部位、定体位、定血压计。

5. 如血压听不清或有异常时应重新测量，驱尽袖带内空气，使水银柱降至“0”点，休息片刻再测。

6. 防止产生误差

（1）设备方面：①袖带过窄，测得的血压值偏高。②袖带过宽、橡胶管过长、水银量不足等，测得的血压值偏低。

（2）患儿方面：①手臂位置低于心脏、进食、运动和膀胱充盈等，测得的血压值偏高。②手臂位置高于心脏，测得的血压值偏低。

（3）操作技术方面：①袖带缠得过松，测量者眼睛视线低于水银柱弯月面，测得的血压值偏高。②袖带缠得过紧，测量者眼睛视线高于水银柱弯月面，测得的血压值偏低。③放气过快，听不清声音的变化；放气过慢，测得的舒张压偏高。

五、评分标准

详见表 2–8、2–9、2–10。

表 2–8　小儿脉搏测量评分标准

年级班别：　　　　　　　姓名：　　　　　　　考核时间：

项目	内容	标准分	得分
测量前准备（27 分）	洗手，戴帽子、口罩	3	
	核对小儿姓名、性别、年龄、腕带信息	3	
	向小儿家属说明测量目的	3	
	确认小儿测量时没有在哭闹	5	

续表

项目	内容	标准分	得分
测量前准备（27 分）	测量室内环境温暖，室温保持在 22 ~ 24 ℃	3	
	检查物品准备：秒表、记录本、笔、听诊器	6	
	注意手温暖	3	
	将毛毯或包被铺好以随时保暖	3	
测量流程（45 分）	1. 小儿取坐位或卧位，手腕伸展、放松，置于舒适的位置上	10	
	2. 在小儿安静时测量脉搏，年幼儿腕部脉搏不易扪及，可选择颈动脉或股动脉，也可心脏听诊测得	15	
	3. 测量 30 秒后将所测数值乘以 2 即为脉率；异常脉搏、病情危重患儿应测 1 分钟；若脉搏细弱难以触诊时应测心尖冲动即测心率 1 分钟	15	
测量后（10 分）	测量完毕将小儿交回家属并感谢配合	5	
	评价脉搏是否正常	5	
综合评价（18 分）	操作熟练	3	
	手法轻柔，爱护小儿	3	
	随时注意给小儿保暖	3	
	用柔和语言安抚小儿	3	
	测量数字记录准确	3	
	处理用物	3	
	操作前后衣物整理妥当	3	
总分		100	

考核人签名：

表 2-9　小儿呼吸测量评分标准

年级班别：　　　　姓名：　　　　考核时间：

项目	内容	标准分	得分
测量前准备（45 分）	洗手，戴帽子、口罩	5	
	核对小儿姓名、性别、年龄、腕带信息	5	
	向小儿家属说明测量目的	5	
	确认小儿为空腹或进食后 2 小时，已排空大、小便，没有在哭闹	5	
	测量室内环境温暖，室温保持在 22 ~ 24 ℃	5	
	检查物品准备：秒表、记录本、笔、棉花纤维	5	
	注意手温暖	5	
	将毛毯或包被铺好以随时保暖。	5	
	测量脉搏后保持原姿势测量呼吸	5	

续表

项目	内容	标准分	得分
测量流程（23分）	1. 观察小儿的胸腹部，一起一伏为1次呼吸	8	
	2. 注意小儿呼吸速度和节律，测量30秒，所测数值乘以2即为呼吸频率	5	
	3. 病情危重患儿呼吸不易观察时，用少许棉絮置于患儿鼻孔前，观察棉絮被吹动次数，计数1分钟	10	
测量后（18分）	测量完毕将小儿交回家属并感谢配合	8	
	评价呼吸是否正常	10	
综合评价（14分）	操作熟练	3	
	手法轻柔，爱护小儿	2	
	随时注意给小儿保暖	3	
	用柔和语言安抚小儿	2	
	测量数字记录准确	2	
	操作前后衣物整理妥当	2	
总分		100	

考核人签名：

表 2-10　小儿血压测量评分标准

年级班别：　　　　　　　　姓名：　　　　　　　　考核时间：

项目	内容	标准分	得分
测量前准备（24分）	洗手，戴帽子、口罩	3	
	核对小儿姓名、性别、年龄、腕带信息	3	
	向小儿家属说明测量目的	3	
	确认小儿为空腹或进食后2小时，已排空大、小便，没有在哭闹	3	
	测量室内环境温暖，室温保持在22～24℃	3	
	检查物品准备：血压计、听诊器、笔、记录纸	3	
	注意手温暖	3	
	将毛毯或包被铺好以随时保暖	3	
测量流程（50分）	1. 检查血压计	5	
	2. 取合适体位，暴露一臂，手掌向上伸直肘部	5	
	3. 袖带缠绕，使袖带下缘距肘窝上约2 cm，松紧合适	5	
	4. 血压计“0”点和肱动脉、心脏处于同一水平	5	
	5. 听诊器置于肱动脉搏动处，一手稍加固定	5	

续表

项目	内容	标准分	得分
测量流程（50分）	6. 打开水银槽开关，关闭输气球气门	5	
	7. 充气至肱动脉搏动音消失，再升高 20 ~ 30 mmHg	5	
	8. 缓慢放气，听到第一声搏动进水银柱所指刻度为收缩压，搏动声突然变弱或消失时水银柱所指刻度为舒张压	5	
	9. 取下袖带，驱尽袖带内空气	5	
	10. 整理血压计：卷平袖带放入血压计盒内，右倾 45°关闭水银槽开关，关闭血压计盒盖	5	
测量后（10分）	测量完毕将小儿交回家属并感谢配合	5	
	评价血压是否正常	5	
综合评价（16分）	操作熟练	1	
	手法轻柔，爱护小儿	2	
	随时注意给小儿保暖	3	
	用柔和语言安抚小儿	3	
	测量数字记录准确	2	
	放气均匀	3	
	操作前后衣物整理妥当	2	
总分		100	

考核人签名：

六、实训报告

班级　　　　　　　　姓名　　　　　　　　学号

【目的及要求】

【小儿生命体征测量结果及其评估】

【思考题】

1. 为小儿测肛温时应插入肛门内

A. 2 ~ 3 cm　　B. 3 ~ 4 cm　　C. 4 ~ 5 cm

D. 5 ~ 6 cm　　E. 6 ~ 7 cm

2. 以下不属于禁忌测口温的小儿是

A. 婴幼儿　B. 精神异常者　C. 张口呼吸者　D. 昏迷者　E. 腹泻者

3. 新生儿正常的呼吸频率为

A. 25 ~ 30 次 / 分　B. 30 ~ 35 次 / 分　C. 35 ~ 40 次 / 分　D. 40 ~ 45 次 / 分　E. 45 ~ 50 次 / 分

4. 人体主要的散热器官是

A. 肝　B. 心脏　C. 肺　D. 皮肤　E. 肌肉

5. 测血压时袖带下缘距肘窝

A. 2 ~ 3 cm　B. 3 ~ 4 cm　C. 4 ~ 5 cm　D. 5 ~ 6 cm　E. 6 ~ 7 cm

6. 小儿发热最常见的原因是

A. 病毒、细菌感染　B. 组织严重损伤　C. 恶性肿瘤　D. 结缔组织疾病　E. 体温失调

7. 物理降温措施中要求温水浴的温度是

A. 比患儿体温低 1 ℃　B. 比患儿体温高 1 ℃
C. 比环境温度低 1 ℃　D. 比环境温度高 1 ℃
E. 低于皮肤温度 1 ℃

8. 新生儿体温过高时首选的护理措施是

A. 乙醇溶液擦浴　B. 松开包被　C. 冷盐水灌肠　D. 冰块敷大血管处　E. 按医嘱给予退热药

9. 体温每升高 1 ℃，心率增快

A. 5 次 / 分　B. 10 次 / 分　C. 15 次 / 分　D. 20 次 / 分　E. 25 次 / 分

10. 小儿高热最常见的并发症是

A. 高热惊厥　B. 并发肺炎　C. 并发脑炎　D. 并发肠炎　E. 休克虚脱

11. 测量小儿血压时的袖带宽度为

A. 上臂长度的 1/3　B. 上臂长度的 1/2　C. 上臂长度的 2/3　D. 前臂长度的 2/3　E. 前臂长度的 1/3

（秦诚成　周湘涛）

基础实训七　儿童病床的使用

一、实训指导

【实训目的】

保持病室整洁、美观；为患儿准备舒适、整洁的床铺。

【实训地点及学时】

儿童保健门诊、幼儿园或者儿科模拟病房实训室。2 学时。

【实训内容】

1. 铺儿童床，使患儿更舒适。

2. 评估铺床的舒适性和安全性。

【实训用物】

儿童床或婴儿睡床、床垫、床褥、童毯、被套、床单、橡胶单、大单、中单、枕套、床头柜、床旁椅及刷套。将用物按取用顺序放好。

【实训方法】

1. 铺婴儿睡床　铺婴儿睡床操作时需要放下两侧栏杆，铺完后拉起床栏杆，其他操作步骤与护理学基础的铺床术相同。

2. 更换小儿应用床床单

（1）将用物放床旁椅上，搬椅至床尾，放下近侧床栏杆，拆松脏床单、中单的四边。

（2）将能坐起的患儿抱至床尾与对侧栏杆的三角区内，暂用中单略加约束于床栏；不能坐起的患儿用大毛巾将其暂行全身约束，横放于床尾处。

（3）除去脏被套，放在床下横杆处，将棉被放在床旁椅上。

（4）卷拆床单从床头向床尾至患儿身旁，扫净床褥，铺好床头洁净的床单、橡胶单、中单。抱患儿到铺好的洁净床单上，除去脏床单，并铺好床尾部分的床单。转至对侧，同法铺好床单、中单。

（5）套好被套并盖在患儿身上，换好枕套放于床头，拉起床栏杆。再将床旁椅搬至原处。

（6）整理床单及用物。

【注意事项】

1. 铺婴儿睡床时，被筒应小而严紧，以达到保暖作用。

2. 更换小儿应用床床单时，动作应轻巧、迅速，注意安全，避免患儿受凉。

3. 患儿进食或治疗时暂停操作。

二、评分标准

详见表 2-11。

表 2-11　铺床法评分标准

年级班别：　　　　　　　姓名：　　　　　　　考核时间：

项目	内容	标准分	得分
操作前准备（13 分）	洗手，戴帽子、口罩	1	
	核对患儿姓名、性别、年龄、腕带信息	2	
	向患儿家属说明铺床目的	2	
	病室环境：无患儿进行治疗或进餐，病室清洁、通风	2	
	病床：完好无破损，安全舒适	2	
	床上用物：洁净、齐全，床单、被套等适应季节需要	1	
	检查物品准备：床垫、床褥、童毯、被套、床单、橡胶单、大单、中单、枕套、床头柜、床旁椅及刷套	3	
铺婴儿睡床（44 分）	准备用物，按顺序将用物摆放到护理车上，推车至床旁，再次评估病室环境，做好解释	3	
	移床旁桌离床约 20 cm，移床尾椅距床尾正中约 15 cm，放下两侧栏杆	2	
	棉胎折成“S”形或“田”字形	2	
	用物按使用顺序（由上至下为大单、被套、棉絮、枕套、枕芯）放于椅子上	2	
	固定床脚轮	5	
	检查褥垫是否平整、清洁，必要时翻转拉平，用套有毛巾套的扫帚由床头向床尾扫床褥	5	
	将折叠的大单中缝（有单边的一端）对齐床的中线，齐床头将大单放在床的近操作者侧。左手持大单的一端向床头展开，手压住，右手持另一端拉向床尾（大单正面向上，中线居中齐床头）。双手持大单近侧边，向操作者侧展开半幅，再展开对侧半幅	5	
	右手托起床垫，左手拉紧床头端大单，塞入床垫下，左手齐虎口支撑大单的折叠角，右手于床垫上缘持大单，持上半角拉下。双手将拉下的大单塞于床垫下（成直角），包紧床角（床面可铺直角或斜角）。先铺床头再铺床尾，铺好一侧再铺对侧（先近侧后远侧）	5	
	棉絮三折后，竖向呈“S”形折叠。被套正面向外，开口朝向床尾，中缝对准大单中缝，展开平铺于大单上。撕开被套上层开口处，将“S”形棉絮放入被套开口处。将棉絮在被套内向上拉至被套封口处，然后左右展开并拉平（先近侧后远侧）。左手固定被头，右手将被套开口处拉向床尾。站在床尾系被带（先中间后两侧）	5	
	拉平一侧被套，折成被筒齐床缘，操作者到床的对侧，拉平对侧被套，折被筒齐床缘，中线与床中线对齐，操作者到床尾，双手向下拉被子，使被头距床头 15 cm，折被尾	5	
	移回床旁椅，开窗通风，拉起床栏	5	

续表

项目	内容	标准分	得分
更换床单（32分）	将用物放床旁椅上，搬椅至床尾，放下近侧床栏杆，拆松脏床单、中单的四边	5	
	将能坐起的患儿抱至床尾与对侧栏杆的三角区内，暂用中单略加约束于床栏；不能坐起的患儿用大毛巾将其暂行全身约束，横放于床尾处	5	
	除去脏被套，放在床下横杆处，将棉被放在床旁椅上	5	
	卷拆床单从床头向床尾至患儿身旁，扫净床褥，铺好床头洁净的床单、橡胶单、中单。抱患儿到铺好的洁净床单上，除去脏床单，并铺好床尾部分的床单。转至对侧，同法铺好床单、中单	5	
	套好被套并盖在患儿身上，换好枕套放于床头，拉起床栏杆。再将床旁椅搬至原处	5	
	整理床单及用物	5	
	操作完毕感谢家属配合	2	
综合评价（11分）	操作熟练	3	
	手法轻柔，爱护患儿	2	
	随时注意给患儿保暖	1	
	用柔和语言安抚患儿	1	
	更换患儿应用床床单时，动作应轻巧、迅速，注意安全，避免患儿受凉	2	
	患儿进食或治疗时暂停操作	2	
总分		100	

考核人签名：

三、实训报告

班级　　　　　　　　姓名　　　　　　　　学号

【目的及要求】

【铺儿童床法评估及注意事项】

【思考题】

1. 应停止更换床单的时间是
   A. 患儿玩耍时　　B. 患儿进食时　　C. 患儿睡觉时
   D. 患儿看电视时　　E. 患儿看书时
2. 儿科病房的设置中错误的一项是
   A. 大病室容纳 4 ～ 6 张病床，小病室为 1 ～ 2 张病床
   B. 病室之间采用玻璃隔墙以便医护人员观察患儿
   C. 病室窗户应设有护栏以防发生意外
   D. 每间病室均应设有洗手设备及夜间照明设备
   E. 墙壁、窗帘、卧具及患儿衣着均应采用灰暗色调
3. 儿科病房中应实施保护性隔离措施的对象是
   A. 急性肾小球肾炎患儿　　B. 支气管肺炎患儿
   C. 新生儿、早产儿　　D. 化脓性脑膜炎患儿
   E. 结核病患儿
4. 新生儿室要求的温、湿度是
   A. 16 ～ 18 ℃，40% ～ 50%　　B. 18 ～ 20 ℃，55% ～ 65%
   C. 20 ～ 22 ℃，55% ～ 65%　　D. 22 ～ 24 ℃，55% ～ 65%
   E. 24 ～ 26 ℃，60% ～ 70%
5. 按儿科病房管理要求，儿童病室适宜的温、湿度是
   A. 16 ～ 18 ℃，40% ～ 50%　　B. 18 ～ 20 ℃，50% ～ 60%
   C. 20 ～ 22 ℃，50% ～ 60%　　D. 22 ～ 24 ℃，50% ～ 60%
   E. 24 ～ 26 ℃，60% ～ 70%

（秦诚成　柴　颖）

基础实训八　小儿约束法

一、实训指导

【实训目的】

1. 限制小儿活动，以利诊疗。

2. 保护躁动不安的小儿以免发生意外。

【实训地点及学时】

儿童保健门诊、幼儿园或者儿科模拟病房实训室。2 学时。

【实训内容】

1. 约束各种原因引起的躁动不安的、不能配合治疗和护理操作的小儿。

2. 评估小儿约束效果。

【实训用物】

1. 全身约束法　应准备大毛巾或床单。

2. 手或足约束法　应准备约束带。

3. 沙袋约束法　应准备 2.5 kg 沙袋（用便于消毒的橡皮布缝制）、布套。

【实训方法】

1. 核对、解释　根据小儿具体情况选择合适的约束用物，携至床旁，核对小儿，做好对家长的说服、解释工作。

2. 全身约束法

方法一：

（1）折叠大毛巾（或床单），达到能遮盖住小儿由肩至足跟部的宽度。

（2）放小儿于大毛巾中间，将大毛巾一边紧裹小儿一侧上肢、躯干和下肢，经胸、腹部至对侧腋窝处，再将大毛巾整齐地压于小儿身下。

（3）大毛巾另一边紧裹小儿另一侧手臂，经胸压于背下，如小儿活动剧烈，可用布带围绕双臂打活结系好。

方法二：

（1）折叠大毛巾（或床单）使宽度能盖住小儿由肩至足跟部。

（2）将小儿放在大毛巾一边紧紧包裹小儿手臂，并从腋下经后背到达对侧腋下拉出，再包裹对侧手臂，多余部分压在身下。

（3）大毛巾另一边包裹小儿，经胸压于背下。

3. 手或足约束法

（1）将小儿手或足置于约束带的软垫中央，约束带绕手腕或踝部对折后系好，松紧度以手或足不易脱出且不影响血液循环为宜。

（2）将另一端系于床缘上。

4. 沙袋约束法　根据约束固定的部位不同，决定沙袋的摆放位置。

（1）需固定头部、防止小儿转动时，用两个沙袋摆成“人”字形放在小儿头部两侧。

（2）需保暖、防止小儿将被子踢开时，可将两个沙袋分别放在小儿两肩旁，压在棉被上。

（3）需侧卧、避免小儿翻身时，将沙袋放于小儿背后。

【注意事项】

1. 结扎或包裹松紧适宜，避免过紧损伤小儿皮肤、影响血运，过松失去约束的意义。

2. 保持小儿舒适的姿势，定时给予短时间的姿势改变，以减少疲劳。

3. 在小儿约束期间，加强巡视，注意随时观察约束部位的皮肤颜色、温度，掌握血液循环情况。

二、评分标准

详见表 2–12。

表 2–12　小儿约束法评分标准

年级班别：　　　　　　　　姓名：　　　　　　　　考核时间：

项目	内容	标准分	得分
操作前准备（17 分）	洗手，戴帽子、口罩	2	
	核对小儿姓名、性别、年龄、腕带信息	3	
	向小儿家属说明约束目的，做好说服、解释工作	3	
	检查物品准备：大毛巾或床单、约束带、2.5 kg 沙袋（用便于消毒的橡皮布缝制）、布套	3	
	注意手温暖	3	
	将毛毯或包被铺好以随时保暖	3	
全身约束法（13 分）	折叠大毛巾（或床单），达到能遮盖住小儿由肩至足跟部的宽度，放小儿于大毛巾中间，将大毛巾一边紧裹小儿一侧上肢、躯干和下肢，经胸、腹部至对侧腋窝处，再将大毛巾整齐地压于小儿身下	5	
	大毛巾另一边紧裹小儿另一侧手臂，经胸压于背下，如小儿活动剧烈，可用布带围绕双臂打活结系好	8	

续表

项目	内容	标准分	得分
手或足约束法（10分）	将小儿手或足置于约束带的软垫中央，约束带绕手腕或踝部对折后系好，松紧度以手或足不易脱出且不影响血液循环为宜；将另一端系于床缘上	10	
沙袋约束法（10分）	需固定头部、防止小儿转动时，用两个沙袋摆成“人”字形放在小儿头部两侧。需保暖、防止小儿将被子踢开时，可将两个沙袋分别放在小儿两肩旁，压在棉被上。需侧卧、避免小儿翻身时，将沙袋放于小儿背后	10	
操作后（35分）	操作结束后，感谢家属配合并解开约束带	5	
	检查使用约束效果，局部皮肤颜色、温度，约束肢体末梢血运状况，保证肢体处于功能位并保持适当的活动度	5	
	解释，整理床单位	5	
	处理用物	5	
	洗手，取口罩	5	
	记录	5	
	操作速度：完成时间在10分钟以内	5	
综合评价（15分）	操作熟练	3	
	手法轻柔，爱护小儿	2	
	随时注意给小儿保暖	3	
	用柔和语言安抚小儿	3	
	结扎或包裹松紧适宜	2	
	操作前后用物整理妥当	2	
总分		100	

考核人签名：

三、实训报告

班级　　　　　　　　姓名　　　　　　　　学号

【目的及要求】

【小儿约束法评估及注意事项】

【思考题】

1. 沙袋约束法中沙袋重量是

A. 2 kg　　B. 2.5 kg　　C. 3 kg

D. 3.5 kg　　E. 4 kg

2. 对小儿约束结扎时应松紧适宜，一般应能伸入手指数为

A. 1 ~ 2 指　　B. 2 ~ 3 指　　C. 3 ~ 4 指

D. 4 ~ 5 指　　E. 5 ~ 6 指

3. 小儿侧卧时为避免其翻身，应将沙袋放于小儿

A. 胸前　　B. 脚底　　C. 身侧

D. 背后　　E. 大腿处

（秦诚成　柴　颖）

基础实训九　更换尿布法

一、实训指导

【实训目的】

保持小儿臀部皮肤的清洁、干燥和舒适，预防皮肤破损和尿布性皮炎。

【实训地点及学时】

儿童保健门诊、幼儿园或者儿科模拟病房实训室。2学时。

【实训内容】

1. 更换小儿尿布。

2. 评估更换尿布效果。

【实训用物】

清洁尿布及尿布桶，必要时备软毛巾、小盆和温水（有尿布皮炎时备1∶5000高锰酸钾溶液）；按臀部皮肤情况准备治疗药物（如鱼肝油软膏、5%鞣酸软膏、氧化锌软膏、抗生素药膏、无菌敷料等）及烤灯（40 W鹅颈灯或红外线灯）。

【实训方法】

1. 核对、解释　将清洁尿布折成合适的长条形，携用物至床旁。核对小儿，向小儿家长说明操作目的及操作过程中需配合的事项。

2. 轻拭会阴及臀部　放下床栏，揭开盖被下端，解开尿布带，一手握住小儿双足并轻轻提起，暴露出臀部，另一手拿起污湿尿布上端两角洁净处由前向后轻拭会阴及臀部，并用其盖上污湿部分垫于臀下。

3. 温水清洗　用温水洗净会阴及臀部，再用软毛巾轻轻拭干。

4. 更换清洁尿布　用一只手握小儿双足并轻轻提起，抬高腰骶部，另一只手取下污湿尿布并向内卷折放入尿布桶内；再将清洁尿布一端垫于小儿腰骶部下面，用爽身粉涂于臀部，放下双足，尿布的另一端折到腹部，系好尿布带，松紧合适，拉平衣服，盖好被子，整理床单位。

5. 臀红处理　有臀红时应用1∶5000高锰酸钾溶液洗净臀部并拭干，暴露臀部或用烤灯照射，并依据臀红程度涂以软膏（如5%鞣酸软膏、鱼肝油软膏、氧化锌软膏和抗生素药膏等）。

【注意事项】

1. 选择质地柔软、透气性好、吸水性强的棉质清洁尿布，如为一次性尿布应型号合适。
2. 动作应轻柔、迅速，避免小儿过度暴露，防止受凉感冒。
3. 防止尿液浸湿脐部，应及时更换尿布。
4. 臀红时应预防感染，并依据臀红程度酌情处理。
5. 尿布包扎应松紧合适，防止因过紧而影响小儿的活动或过松造成大便外溢。
6. 操作中，严密观察小儿病情变化，如有异常及时处理。

二、评分标准

详见表 2-13。

表 2-13　更换尿布法评分标准

年级班别：　　　　　　　　姓名：　　　　　　　　考核时间：

项目	内容	标准分	得分
操作前准备（26 分）	洗手，戴帽子、口罩	3	
	核对小儿姓名、性别、年龄、腕带信息	3	
	向小儿家属说明操作目的	3	
	确认更换尿布前小儿无正在进食	3	
	室内环境温暖，室温保持在 22 ~ 24 ℃	3	
	检查物品准备：清洁尿布及尿布桶，软毛巾、小盆、温水、1∶5000 高锰酸钾溶液、鱼肝油软膏、5%鞣酸软膏、氧化锌软膏、抗生素药膏、无菌敷料、烤灯（40 W 鹅颈灯或红外线灯）	5	
	注意手温暖	3	
	将毛毯或包被铺好以随时保暖	3	
更换尿布（56 分）	轻拭会阴及臀部：解开尿布带，一手握住小儿双足并轻轻提起，暴露出臀部，另一手拿起污湿尿布上端两角洁净处由前向后轻拭会阴及臀部，并用其盖上污湿部分垫于臀下	10	
	温水清洗：用温水洗净会阴及臀部，再用软毛巾轻轻拭干	8	
	更换清洁尿布：用一只手握小儿双足并轻轻提起，抬高腰骶部，另一只手取下污湿尿布并向内卷折放入尿布桶内；再将清洁尿布一端垫于小儿腰骶部下面，用爽身粉涂于臀部，放下双足，尿布的另一端折到腹部，系好尿布带，松紧合适，拉平衣服，盖好被子，整理床单位	20	
	臀红处理：有臀红时应用 1∶5000 高锰酸钾溶液洗净臀部并拭干，暴露臀部或用烤灯照射，并依据臀红程度涂以软膏（如 5%鞣酸软膏、鱼肝油软膏、氧化锌软膏和抗生素药膏等）	10	
	解释，整理床单位	8	

续表

项目	内容	标准分	得分
综合评价（18分）	操作熟练	2	
	手法轻柔，爱护小儿	3	
	随时注意给小儿保暖	2	
	用柔和语言安抚小儿	2	
	臀红处理正确	3	
	处理用物并洗手、记录	3	
	操作前后衣物整理妥当	3	
总分		100	

考核人签名：

三、实训报告

班级　　　　姓名　　　　学号

【目的及要求】

【更换尿布法评估及注意事项】

【思考题】

1. 尿布材质选择应该除外的是
   A. 质地柔软　　B. 透气性好　　C. 吸水性强
   D. 棉质　　E. 表面粗糙
2. 尿布包扎应松紧合适，过松会导致
   A. 大便外溢　　B. 活动受限　　C. 擦伤外生殖器
   D. 不舒适　　E. 影响休息

（秦诚成　柴　颖）

基础实训十　臀红护理法

一、实训指导

【实训目的】

减轻患儿疼痛，促进受损皮肤康复，预防感染等并发症。

【实训地点及学时】

儿童保健门诊、幼儿园或者儿科模拟病房实训室。2学时。

【实训内容】

1. 对未发生臀红者做好预防工作，对已发生臀红者应根据具体情况给予相应治疗和护理。

2. 评估臀红的程度。

【实训用物】

温水盆、浴巾、毛巾、清洁尿布（质地柔软、吸水性好的浅色棉质尿布）、25～40 W红外线灯或鹅颈灯、棉签、弯盘、尿布桶、0.02%高锰酸钾溶液、紫草油、3%～5%鞣酸软膏、氧化锌软膏、鱼肝油软膏、康复新液、硝酸咪康唑霜、无菌敷料；必要时按医嘱准备抗生素等化疗药物。

【实训方法】

1. 核对、解释　携用物至患儿床旁，核对患儿，做到准确无误；向患儿和（或）家长说明目的、操作过程及注意事项，取得配合。

2. 预防臀红

（1）清洁臀部：备齐用物，核对、解释，解开尿布，用温水清洗臀部并用小毛巾吸干水分。腹泻患儿勤洗臀部，每次便后用温水冲洗（禁用肥皂水）、吸干，保持局部干燥，局部也可涂消毒植物油，以保护皮肤。

（2）保持臀部干燥：经常查看尿布有无污湿，及时发现、及时更换；尿布不可过紧或过松，不宜垫橡胶单或塑料布。

3. 判断臀红程度　临床根据臀部皮肤受损的程度，将臀红分度如下。

（1）轻度臀红：表皮潮红。

（2）重度臀红。①重Ⅰ度：局部皮肤潮红，伴有皮疹；②重Ⅱ度：除以上表现外，并有皮肤溃破、脱皮；③重Ⅲ度：局部大片糜烂或表皮剥脱，有时可继发细菌或真菌感染。

4. 臀红护理 已发生臀红者，应根据具体情况给予相应治疗和护理。

（1）轻度臀红的护理。①预防：加强预防措施，保持臀部清洁、干燥。清洗臀部时不可用肥皂水，包裹尿布时应松紧适当。②暴露臀部：在季节或室温条件允许下，可仅垫清洁尿布于臀下，暴露臀部于空气中或阳光下 10 ～ 20 分钟，每日 2 ～ 3 次，注意保暖。③照射治疗：患儿臀部清洁、吸干，垫清洁尿布于臀下（男婴遮住会阴部，仰卧，暴露臀红部位），用红外线灯或鹅颈灯照射臀部，功率 25 ～ 40 W、距离（灯泡距离臀红部）30 ～ 40 cm、时间 15 ～ 20 分钟，每日 3 ～ 4 次。④观察：随时观察皮肤情况，不得离开，以防意外。⑤涂药：照射完毕，酌情涂以油类或药膏（紫草油、鞣酸软膏）。⑥整理：给患儿更换清洁尿布及衣物，整理用物及床单位。

（2）重度臀红护理：除按轻度臀红护理外，同时加强全身营养，再结合臀红程度适当处理。①重Ⅰ度：局部涂鱼肝油。②重Ⅱ度：可用消毒植物油或鱼肝油纱布贴敷患处，或用氧化锌软膏涂于局部患处。③重Ⅲ度：可用含有抗生素药膏的无菌敷料贴敷患处，及时更换；可涂鱼肝油软膏、康复新液，3 ～ 4 次 / 日；如继发细菌或真菌感染可用 0.02% 高锰酸钾溶液冲洗，涂硝酸咪康唑霜或克霉唑制剂，每日 2 次。

【注意事项】

1. 了解臀红的原因及臀红的分度。
2. 保持臀部清洁干燥，必要时尿布应煮沸、消毒液浸泡或阳光下暴晒以消灭细菌。
3. 臀部皮肤溃烂或糜烂时禁止用肥皂水清洗，清洗时用手蘸水冲洗，避免用毛巾直接擦洗。
4. 涂药时应用棉签贴在皮肤上轻轻滚动，不可上下涂擦，以免加剧疼痛和导致脱皮。
5. 暴露时应注意保暖，避免受凉，一般每日 2 ～ 3 次；照射时避免烫伤。
6. 根据臀部皮肤受损程度涂以油类或药膏。

二、评分标准

详见表 2-14。

表 2-14 臀红护理法评分标准

年级班别： 姓名： 考核时间：

项目	内容	标准分	得分
操作前准备（22 分）	洗手，戴帽子、口罩	3	
	核对患儿姓名、性别、年龄、腕带信息	2	
	向患儿家属说明操作目的	2	
	确认患儿无哭闹及进食	2	
	室内环境温暖，室温保持在 22 ～ 24 ℃	2	

续表

项目	内容	标准分	得分
操作前准备（22分）	检查物品准备：温水盆、浴巾、毛巾、清洁尿布（质地柔软、吸水性好的浅色棉质尿布）；25～40 W红外线灯或鹅颈灯、棉签、弯盘、尿布桶、0.02%高锰酸钾溶液、紫草油、3%～5%鞣酸软膏、氧化锌软膏、鱼肝油软膏、康复新液、硝酸咪康唑霜、无菌敷料；必要时按医嘱准备抗生素等化疗药物	5	
	注意手温暖	3	
	将毛毯或包被铺好以随时保暖	3	
臀红护理（48分）	用温水清洗臀部并用小毛巾吸干水分，局部也可涂消毒植物油，以保护皮肤	10	
	经常查看尿布有无污湿，及时发现、及时更换；尿布不可过紧或过松，不宜垫橡胶单或塑料布	10	
	判断臀红程度，根据具体情况给予相应治疗和护理	8	
	重Ⅰ度、Ⅱ度、Ⅲ度臀红涂药时应用棉签贴在皮肤上轻轻滚动，不可上下涂擦，以免加剧疼痛和导致脱皮	10	
	臀部皮肤溃烂或糜烂时禁止用肥皂水清洗，清洗时用手蘸水冲洗，避免用毛巾直接擦洗	10	
操作后（10分）	操作完毕将患儿交回家属并感谢配合	5	
	评估患儿臀红情况并正确处理	5	
综合评价（20分）	操作熟练	4	
	手法轻柔，爱护患儿	4	
	随时注意给患儿保暖	3	
	用柔和语言安抚患儿	3	
	处理用物	3	
	操作前后衣物整理妥当	3	
总分		100	

考核人签名：

三、实训报告

班级　　　　姓名　　　　学号

【目的及要求】

【臀红评估及臀红护理注意事项】

【思考题】

1. 引起臀红的原因不包括
   A. 长期潮湿尿布刺激　B. 腹泻粪便刺激　C. 尿布留有残皂
   D. 长期营养缺乏　E. 经常使用塑料布包扎
2. 一新生儿，肛周皮肤潮红并伴有皮疹，该表现属于
   A. 轻度臀红　B. 中度臀红　C. 重Ⅰ度臀红
   D. 重Ⅱ度臀红　E. 重Ⅲ度臀红
3. 用鹅颈灯照射臀红患儿的臀部时，其距离是
   A. 10 ～ 15 cm　B. 15 ～ 20 cm　C. 20 ～ 30 cm
   D. 30 ～ 40 cm　E. 40 ～ 50 cm
4. 重度臀红，下列不妥的护理是
   A. 勤换尿布，保持臀部皮肤清洁干燥
   B. 排便后，可用温水洗净、吸干，涂拭植物油
   C. 可用肥皂水洗臀及塑料布或油布包裹尿布
   D. 室温与气温允许，可直接暴露臀部于阳光下
   E. 可用红外线照射臀部以加速炎症吸收

（秦诚成　柴　颖）

基础实训十一　小儿沐浴法

一、实训指导

【实训目的】

1. 保持小儿皮肤清洁、舒适，协助皮肤排泄，促进血液循环。

2. 有利于睡眠和生长发育，增强抗病能力。

【适应证】

全身状况良好的婴儿，体表无伤口、无脐带脱落。

【准备】

1. 用物准备

（1）浴盆：内备温热水（2/3 满），水温冬季为 38 ~ 39 ℃，夏季为 37 ~ 38 ℃，备水时水温稍高 2 ~ 3 ℃。

（2）棉布类：婴儿尿布、衣服、大毛巾、毛巾被及包布、系带、面巾 1 块、浴巾 2 块。

（3）护理盘：内备梳子、指甲剪、棉签、液状石蜡、50%乙醇、爽身粉、肥皂，必要时备 2%碘酊。

（4）必要时备床单、被套、枕套、磅秤等。

2. 小儿准备　沐浴在喂乳前或喂乳后 1 小时进行，以防呕吐和溢乳。

3. 环境准备　关闭门窗，调节室温在 27 ℃左右。

4. 护士准备　了解小儿病情、意识状态；测量体温，检查全身皮肤情况，估计常见的护理问题；操作前洗手。

【操作步骤】

1. 核对、解释　核对小儿，向小儿家长说明操作的目的及操作过程中需配合的事项。

2. 准备　做好小儿准备，备齐用物。

3. 测量体重并记录　抱起婴儿，脱衣，用毛巾包裹婴儿全身，测量体重并记录。

4. 擦洗面部　用面巾从内眦向外眦擦拭眼睛，然后擦耳，最后擦脸部，擦时禁用肥皂；用棉签清洁鼻孔。

5. 擦洗头部　抱起婴儿，左手托住头颈部，拇指与中指分别将婴儿双耳郭折向前方轻轻按住，堵住外耳道口，左臂及腋下夹住臀部及下肢，将头接近浴盆边；右手抹肥皂，洗头、颈、耳后，然后用清水冲洗干净，用大毛巾擦干。

6. 小儿入浴盆　左手握住婴儿左肩及腋窝处，使其头颈部枕于操作者前臂；右手握住婴儿左腿靠近腹股沟处，使其臀部位于护士手掌上，轻放于水中。

7. 依次清洗全身　松开右手，用浴巾淋湿婴儿全身，抹肥皂，按顺序依次清洗颈下、胸、腹、腋下、臂、手、会阴、臀部、腿、足，再用右手从婴儿前方握住婴儿左肩及腋窝处，使其头颈部俯于操作者右手臂，左手抹肥皂，清洗婴儿后颈部及背部，用水冲净。在清洗过程中，护士左手始终将婴儿握牢，随洗随冲净，洗净皮肤皱褶处。同时，观察皮肤有无异常情况。

8. 小儿出浴盆　洗毕，迅速将婴儿依照放入水中的方法抱出，用大毛巾包裹全身并将水分吸干。

9. 男、女婴特殊处理　将女婴大阴唇分开，用棉签蘸清水或液状石蜡由上至下轻轻擦洗；男婴则将包皮后推，暴露尿道外口，用棉签蘸清水或液状石蜡环形擦洗，干净后再将包皮恢复原状。

10. 涂爽身粉　在皮肤皱褶处（颈部、腋窝、腹股沟）撒上少许爽身粉。

11. 整理　穿衣，系尿布，必要时修剪指甲，抱回病室。

【操作流程】

核对解释→准备→量体重并记录→擦洗面部、头部→婴儿入浴盆→依次清洗全身→出浴盆→男、女婴特殊处理→涂爽身粉→整理。

【注意事项】

1. 动作轻快，减少暴露，注意保暖。
2. 水温适宜，防止烫伤；水和肥皂不可入耳、眼内。
3. 沐浴全过程要注意观察婴儿全身及四肢活动情况，保护脐带，防止感染，浴后脐带进行消毒处理。
4. 应在婴儿喂乳前或喂乳后 1 小时进行，以防止呕吐或溢乳。
5. 婴儿头顶部的皮脂结痂不可用力清洗，可涂液状石蜡浸润，次日予以清洗。

二、评分标准

详见表 2–15。

表 2–15　沐浴法评分标准

年级班别：　　　　　　　　姓名：　　　　　　　　考核时间：

项目	内容	标准分	得分
操作前准备（19 分）	洗手，戴帽子、口罩	2	
	核对患儿姓名、性别、年龄、腕带信息	2	
	向患儿家属说明沐浴目的	2	
	确认婴儿为喂乳前或喂乳后 1 小时且已排空大、小便	2	
	测量室内环境温暖，室温保持在 27 ℃左右	2	

续表

项目	内容	标准分	得分
操作前准备（19分）	检查物品准备：浴盆、棉布类、护理盘、床单、被套、枕套、磅秤等	3	
	注意手温暖	3	
	将毛毯或包被铺好以随时用于保暖	3	
沐浴法（58分）	左手握住婴儿左肩及腋窝处，使其头颈部枕于操作者前臂；右手握住婴儿左腿靠近腹股沟处，使其臀部位于护士手掌上，轻放于水中	6	
	松开右手，用浴巾淋湿婴儿全身，抹肥皂，按顺序依次清洗颈下、胸、腹、腋下、臂、手、会阴、臀部、腿、足，再用右手从婴儿前方握住婴儿左肩及腋窝处，使其头颈部俯于操作者右手臂，左手抹肥皂，清洗婴儿后颈部及背部，用水冲净。在清洗过程中，护士左手始终将婴儿握牢，随洗随冲净，洗净皮肤皱褶处。同时，观察皮肤有无异常情况	15	
	洗毕，迅速将婴儿依照放入水中的方法抱出，用大毛巾包裹全身并将水分吸干	11	
	将女婴大阴唇分开，用棉签蘸清水或液状石蜡由上至下轻轻擦洗；男婴则将包皮后推，暴露尿道外口，用棉签蘸清水或液状石蜡环形擦洗，干净后再将包皮恢复原状	10	
	在皮肤皱褶处（颈部、腋窝、腹股沟）撒上少许爽身粉	8	
	穿衣，系尿布，必要时修剪指甲，抱回病室	8	
沐浴后（8分）	沐浴完毕将婴儿交回家属并感谢配合	5	
	评价沐浴效果	3	
综合评价（15分）	操作熟练	3	
	手法轻柔，爱护婴儿	2	
	随时注意给婴儿保暖	3	
	用柔和语言安抚婴儿	3	
	处理用物	2	
	操作前后衣物整理妥当	2	
总分		100	

考核人签名：

三、实训报告

班级 姓名 学号

【目的及要求】

【小儿沐浴法评估及注意事项】

【思考题】

1. 以下患儿不适合沐浴的是
   A. 未喂奶　B. 睡觉　C. Apgar 评分＞8 分
   D. 哭闹　E. 血糖不稳定
2. 沐浴前操作者测试水温的身体部位是
   A. 手指　B. 手背　C. 前臂
   D. 后臂　E. 掌心
3. 护士为小儿进行脐带护理时，做法错误的是
   A. 沐浴后应用消毒棉签蘸取脐窝内水分
   B. 应用棉签蘸取乙醇溶液消毒脐带残端
   C. 不要用纱布包扎脐带
   D. 避免尿布上端遮挡脐部
   E. 避免尿、粪污染脐部

（秦诚成　柴　颖）

基础实训十二　新生儿抚触疗法

一、实训指导

【实训目的】

1. 有利于新生儿的生长发育，增强新生儿的免疫力和应激力，促进食物的消化和吸收，减少新生儿的哭闹，改善新生儿睡眠等。

2. 增强婴儿肌肉力量和关节灵活度的发展，促进婴儿身心发展，促进母婴情感交流。

【适应证】

正常足月、无畸形和疾病的婴儿。

【准备】

1. 用物准备　润肤油、爽身粉、干净的衣物。

2. 婴儿准备　在婴儿沐浴或穿衣服时进行，婴儿全裸躺在操作台面上；向婴儿家长说明目的、操作过程及注意事项，取得配合。

3. 环境准备　安静，室温在 28 ℃以上，温度稍高于皮肤 0.5 ℃；播放一些柔和的音乐。

4. 护士准备　洗手、修剪指甲，指甲短于指端；护士面带微笑，语言柔和。

【操作步骤】

1. 核对、解释　携用物至婴儿床旁，核对婴儿，做到准确无误；向家长说明操作目的及操作过程中需配合的事项。

2. 安置体位　婴儿脱去衣物，全裸躺在操作台面上，调整好室温；护士按摩前将婴儿润肤油倒于双手掌心。

3. 操作姿势　可以采用坐姿、跪姿、盘膝坐姿或站立姿势，保持双肩放松，背部挺直。

4. 头部抚触　按头、胸、腹、四肢、手足、背依次进行抚触，最后活动四肢。

（1）两拇指从婴儿下颌中央向面部两上侧滑动画一个笑容。

（2）两拇指从面部外侧上推合于额部。

（3）两手从前额中央发际抚向脑后，最后两中指分别按在耳后乳头处，轻轻按压，完成头部抚触。

5. 胸部抚触　两手分别从胸部的外下方向对侧外上方交叉推行进行胸部抚触。

6. 腹部抚触　用右手指腹从右上腹部滑向右下腹部画一个英文字母“I”形，由右上腹经左上腹滑向左下腹画一个倒“L”（LOVE）形，由右下腹经右上腹、左上腹滑向左下腹画一个倒“U”（YOU）形，结束腹部抚触。

7. 四肢抚触　双手涂上润肤油，将双手拇指和示指弯成圈状，套在婴儿手臂上，由上往下滑动，揉捏肌肉关节，同法抚触下肢。

8. 手足抚触　双手涂上润肤油，托住婴儿的手，用拇指从婴儿手掌根部滑向指尖，使婴儿的手掌伸展，并由指根到指尖揉捏每一个手指，提捏各手指关节。重复操作一次。婴儿的脚用同样的方法抚触。

9. 背部抚触　婴儿呈俯卧位，涂上润肤油后，以脊柱为中点，双手掌分别从脊柱向两侧滑动按摩；双手横放在婴儿背的上方靠近肩部，由上向下交叉滑动到对侧臀部；将一只手掌放在婴儿臀部正上方的骶尾部凹陷处，顺时针方向按摩数次。

10. 活动四肢　做完全身抚触后，在婴儿肌肉完全放松时，帮助婴儿活动各关节，伸展四肢。主要动作为上、下肢的伸展和交叉。

11. 整理、记录　为婴儿穿好衣服，安置舒适的卧位，洗手；记录抚触的时间、抚触时婴儿的具体情况等。

【操作流程】

核对、解释→安置体位→操作姿势→头部抚触→胸部抚触→腹部抚触→四肢抚触→手足抚触→背部抚触→活动四肢→整理、记录。

【注意事项】

1. 抚触过程中，注意与新生儿进行情感交流，面带微笑，语言柔和，可放舒缓、柔和的音乐。

2. 选择适当的时间进行按摩，当婴儿觉得疲劳、烦躁时不适宜按摩。

3. 按摩最好在婴儿沐浴或穿衣服时进行，按摩时房间需保持温、湿度适宜。

4. 按摩前将婴儿润肤油倒于双手掌心，先轻轻按摩，随后逐渐增加压力，以便婴儿适应；避开乳腺及脐部；脐孔尚未闭锁的不能抚触腹部。

5. 抚触过程中要注意观察婴儿的肤色变化或有无呕吐等情况的发生，有异常时要停止抚触。

6. 婴儿有发热时，在未明确原因之前暂时不进行抚触。

二、评分标准

详见表 2–16。

表 2-16　抚触评分标准

年级班别：　　　　　　　　姓名：　　　　　　　　考核时间：

项目	内容	标准分	得分
操作前准备（24 分）	洗手，戴帽子、口罩	3	
	核对婴儿姓名、性别、年龄、腕带信息	4	
	向婴儿家属说明抚触目的	3	
	确认婴儿为空腹或进食后 2 小时且已排空大、小便	4	
操作前准备（24 分）	室内环境温暖，室温保持在 28 ℃以上	3	
	检查物品准备：润肤油、爽身粉、干净的衣物	3	
	注意手温暖	3	
	将毛毯或包被铺好以随时保暖	1	
操作步骤（55 分）	婴儿脱去衣物，全裸躺在操作台面上，调整好室温；护士按摩前将婴儿润肤油倒于双手掌心	5	
	可以采用坐姿、跪姿、盘膝坐姿或站立姿势，保持双肩放松，背部挺直	5	
	两拇指从婴儿下颌中央向面部两上侧滑动画一个笑容	5	
	两拇指从面部外侧上推合于额部	5	
	两手从前额中央发际抚向脑后，最后两中指分别按在耳后乳头处，轻轻按压，完成头部抚触	5	
	两手分别从胸部的外下方向对侧外上方交叉推行进行胸部抚触	5	
	用右手指腹从右上腹部滑向右下腹部画一个英文字母“I”形，由右上腹经左上腹滑向左下腹画一个倒“L”（LOVE）形，由右下腹经右上腹、左上腹滑向左下腹画一个倒“U”（YOU）形，结束腹部抚触	5	
	双手涂上润肤油，将双手拇指和示指弯成圈状，套在婴儿手臂上，由上往下滑动，揉捏肌肉关节，同法抚触下肢	5	
	双手涂上润肤油，托住婴儿的手，用拇指从婴儿手掌根部滑向指尖，使婴儿的手掌伸展，并由指根到指尖揉捏每一个手指，提捏各手指关节。重复操作一次。婴儿的脚用同样的方法抚触	5	
	婴儿呈俯卧位，涂上润肤油后，以脊柱为中点，双手掌分别从脊柱向两侧滑动按摩；双手横放在婴儿背的上方靠近肩部，由上向下交叉滑动到对侧臀部；将一只手掌放在婴儿臀部正上方的骶尾部凹陷处，顺时针方向按摩数次	5	
	做完全身抚触后，在婴儿肌肉完全放松时，帮助婴儿活动各关节，伸展四肢。主要动作为上、下肢的伸展和交叉	5	
抚触后（7 分）	操作完毕将婴儿交回家属并感谢配合	3	
	评价抚触效果	4	
综合评价（14 分）	操作熟练	3	
	手法轻柔，爱护婴儿	2	
	随时注意给婴儿保暖	3	
	用柔和语言安抚婴儿	2	
	处理用物	2	
	操作前后衣物整理妥当	2	
总分		100	

考核人签名：

三、实训报告

班级　　　　　　　　　　姓名　　　　　　　　　　学号

【目的及要求】

【新生儿抚触疗法评估及注意事项】

【思考题】

1. 抚触法有利于小儿
   A. 预防疾病　　B. 刺激语言功能发育　　C. 智力提高
   D. 刺激运动功能　　E. 治疗疾病
2. 最适宜抚触婴儿的时间是
   A. 睡觉时　　B. 吃饭时　　C. 哭闹时
   D. 烦躁时　　E. 安静时
3. 婴儿抚触应避开
   A. 脸部　　B. 头部　　C. 脚底
   D. 背部　　E. 乳腺

（秦诚成　柴　颖）

基础实训十三　新生儿脐部护理法

一、实训指导

【实训目的】

保持新生儿脐部皮肤的清洁干燥，预防感染等并发症。

【适应证】

1. 适用于刚出生而脐带未脱落的新生儿，以预防脐炎的发生。

2. 脐带脱落，如脱落处不干燥或脐窝有发红、渗出物时，做好脐部护理，预防脐炎及感染等并发症的发生。

【准备】

1. 用物准备　①无菌纱布、滑石粉、棉签、脐部敷料；②尿布、清洁衣物、污物桶等。

2. 药物准备　75%乙醇溶液、2.5%碘酊、3%过氧化氢、95%乙醇溶液、5%～10%硝酸银溶液等。

3. 小儿准备　①避免小儿在吃奶、睡眠及治疗时进行脐部护理；②向小儿家长说明操作目的、过程及注意事项，以取得配合。

4. 环境准备　整洁舒适，室内温度24～28℃。

【操作步骤】

1. 核对、解释　携用物至小儿床旁，核对小儿，做到准确无误；向家长说明操作目的及操作过程中需配合的事项。

2. 沐浴　按常规情况给小儿进行沐浴。

3. 脐带处理　沐浴后注意保持干燥，除去原有脐带敷料，检查脐带情况，按不同情况给予相应脐带护理。

（1）如脐轮无红肿，无脓性分泌物：用75%乙醇消毒脐带残端和脐轮，更换纱布，保持无菌干燥。

（2）脐轮红肿，有脓性分泌物：用75%乙醇消毒脐带残端和脐轮，然后用3%过氧化氢溶液擦洗，脐部涂2.5%碘酊后再用75%乙醇脱碘。必要时送分泌物做细菌培养。

（3）脐带脱落：脐带残端一般于出生后3～7天脱落。如脐窝有发红、渗出物时，可局部涂95%乙醇；如有粉红色肉芽组织增生，可用5% ~ 10%硝酸银溶液烧灼，并用生理盐水棉签擦洗局部，注意烧灼时勿触及正常组织，以免引起皮肤灼伤。

4. 覆盖脐部敷料 处理完毕后应用无菌敷料覆盖脐带。

5. 穿衣 穿好清洁衣物，系上尿布，适当包裹。

6. 整理记录 清理用物，记录脐部皮肤情况。

【操作流程】

核对、解释→沐浴→脐带处理→覆盖脐敷料→穿衣→整理记录。

【注意事项】

1. 了解新生儿脐带的一般情况。新生儿脐带经无菌结扎后逐渐干燥，残端一般在7 ~ 10天内脱落，其残端须保持无菌。脐部感染是新生儿常见疾病之一，可引起脐炎，严重时可引起败血症。

2. 脐部护理需要每日一次，直至脐窝干燥、无发红及渗出物。脐带未脱落前，勿试图将其剥脱。

3. 保持脐部敷料干燥，如有潮湿应及时更换。

4. 勤换尿布，尿布折叠时勿盖住脐部，防止尿液污染脐部，诱发感染。

5. 操作时动作轻柔，注意保暖。

二、评分标准

详见表2–17。

表2–17 脐部护理评分标准

年级班别： 姓名： 考核时间：

项目	内容	标准分	得分
操作前准备（24分）	洗手，戴帽子、口罩	3	
	核对小儿姓名、性别、年龄、腕带信息	4	
	向小儿家属说明测量目的	3	
	确认小儿为空腹或进食后2小时且已排空大、小便	4	
	室内环境温暖，室温保持在24 ~ 28 ℃	3	
	检查物品准备：无菌纱布、滑石粉、棉签、脐部敷料；尿布、清洁衣物、污物桶等；75%乙醇溶液、2.5%碘酊、3%过氧化氢、95%乙醇溶液、5% ~ 10%硝酸银溶液等	3	
	注意手温暖	3	
	将毛毯或包被铺好以随时用于保暖	1	

续表

<table>
<tr><th>项目</th><th>内容</th><th>标准分</th><th>得分</th></tr>
<tr><td rowspan="6">脐部护理（54 分）</td><td>按常规情况给小儿进行沐浴</td><td>10</td><td></td></tr>
<tr><td>沐浴后注意保持干燥，除去原有脐带敷料，检查脐带情况，按不同情况给予相应脐带护理。如脐轮无红肿，无脓性分泌物：用 75% 乙醇消毒脐带残端和脐轮，更换纱布，保持无菌干燥</td><td>10</td><td></td></tr>
<tr><td>脐轮红肿，有脓性分泌物：用 75% 乙醇消毒脐带残端和脐轮，然后用 3% 过氧化氢溶液擦洗，脐部涂 2.5% 碘酊后再用 75% 乙醇脱碘。必要时送分泌物做细菌培养</td><td>10</td><td></td></tr>
<tr><td>脐带脱落：脐带残端一般于出生后 3 ~ 7 天脱落。如脐窝有发红、渗出物时，可局部涂 95% 乙醇；如有粉红色肉芽组织增生，可用 5% ~ 10% 硝酸银溶液烧灼，并用生理盐水棉签擦洗局部，注意烧灼时勿触及正常组织，以免引起皮肤灼伤</td><td>10</td><td></td></tr>
<tr><td>处理完毕后应用无菌敷料覆盖脐带</td><td>10</td><td></td></tr>
<tr><td>穿好清洁衣物，系上尿布，适当包裹</td><td>4</td><td></td></tr>
<tr><td rowspan="2">测量后（7 分）</td><td>护理完毕将婴儿交回家属并感谢配合</td><td>3</td><td></td></tr>
<tr><td>评价脐部护理效果</td><td>4</td><td></td></tr>
<tr><td rowspan="6">综合评价（15 分）</td><td>操作熟练</td><td>3</td><td></td></tr>
<tr><td>手法轻柔，爱护小儿</td><td>3</td><td></td></tr>
<tr><td>随时注意给小儿保暖</td><td>2</td><td></td></tr>
<tr><td>用柔和语言安抚小儿</td><td>3</td><td></td></tr>
<tr><td>处理用物</td><td>2</td><td></td></tr>
<tr><td>操作前后衣物整理妥当</td><td>2</td><td></td></tr>
<tr><td>总分</td><td></td><td>100</td><td></td></tr>
</table>

考核人签名：

三、实训报告

班级　　　　姓名　　　　学号

【目的及要求】

【脐部护理评估及注意事项】

【思考题】

1. 小儿脐轮无红肿，无脓性分泌物，进行消毒应用

A. 5%～10%硝酸银溶液　　B. 95%乙醇溶液

C. 3%过氧化氢溶液　　D. 2.5%碘酊

E. 75%乙醇溶液

2. 脐窝有粉红色肉芽组织增生，进行消毒应用

A. 5%～10%硝酸银溶液　　B. 95%乙醇溶液

C. 3%过氧化氢　　D. 2.5%碘酊

E. 75%乙醇溶液

3. 脐部感染严重时可导致

A. 嗜睡　　B. 昏迷　　C. 寒冷损伤综合征

D. 败血症　　E. 黄疸

（秦诚成　李　萍）

基础实训十四　小儿灌肠法

一、实训指导

【实训目的】

1. 刺激肠壁，促进肠蠕动，使小儿排便。

2. 降温。

3. 治疗用药；清洁肠道，为某些术前、检查做准备。

【适应证】

便秘、高热、肠道感染、肠镜等检查的婴幼儿。

【准备】

1. 用物准备

（1）治疗盘：内置灌肠桶、玻璃接头、肛管、血管钳、大油布、大毛巾、治疗巾、弯盘、棉签、卫生纸、润滑油、量杯、水温计。

（2）灌肠液：①常用0.1% ~ 0.2%肥皂水、0.9%氯化钠（生理盐水）溶液。溶液温度一般为39 ~ 41 ℃，降温时用28 ~ 32 ℃，中暑时用4 ℃的0.9%氯化钠溶液；②镇静催眠用10%水合氯醛；③治疗肠道感染常用2%小檗碱、0.5% ~ 1%新霉素或其他抗生素；④小儿用量：＜6个月50 ml；6个月 ~ 1岁100 ml；1 ~ 2岁200 ml；2 ~ 3岁300 ml。

（3）其他用物：输液架、便盆、尿布等。

2. 患儿准备　协助患儿排尿。

3. 环境准备　环境整洁、安静，温、湿度适宜；关闭门窗，屏风遮挡。

4. 护士准备　衣帽整洁，洗手，戴口罩。

【操作步骤】

1. 核对、解释　备齐用物，携用物至床旁，核对患儿，向家长说明操作目的及操作过程中需配合的事项，协助患儿排尿；关闭门窗，屏风遮挡。

2. 铺巾垫单　将枕头竖放，使其厚度与便盆高度相等，下端放便盆；将大油布和治疗巾上端盖于枕头上，下端放于便盆之下，防止污染枕头及床单。

3. 安置体位　用大毛巾包裹约束患儿双臂，使其仰卧于枕头上，臀部放在便盆宽边上。解开尿布，两腿各包裹一块尿布，分别放在便盆两侧。

4. 挂桶排气　将灌肠桶挂于输液架上，排尽管内气体；连接肛管，凡士林油润滑肛管前段，夹闭肛管。

5. 插管灌液　暴露肛门口，用血管钳夹紧肛管，轻轻插入直肠（婴儿 2.5 ~ 4 cm，儿童 5 ~ 7.5 cm），固定肛管，松开夹子，扶持肛管，使液体缓慢流入直肠。

6. 观察处理　观察患儿一般情况及灌肠液下降速度。如有异常及时处理。

7. 拔管清洁　待灌肠液将流尽时夹闭肛管，用卫生纸包裹肛管缓慢拔出，分离肛管并放于弯盘内，擦净肛门。如需保留灌肠液，可轻轻夹紧患儿两侧臀部数分钟。

8. 协助排便　排便后取出便盆，擦净肛门，为患儿系好尿布并包裹。

9. 整理、记录　清理用物，记录溶液量及排便情况。

【操作流程】

核对、解释→铺巾垫单→安置体位→挂桶排气→插管灌液→观察处理→拔管清洁→协助排便→整理、记录。

【注意事项】

1. 灌肠时应注意保暖，避免受凉。

2. 液体流入速度宜缓慢，并注意观察患儿情况。如患儿疲乏可暂停片刻后再继续；如患儿突然腹痛或腹胀加剧应立即停止，并与医生联系及时处理。

3. 若为降温灌肠，液体应保留 30 分钟再排出，排便后 30 分钟再测量体温并记录。

4. 禁用清水灌肠，因大量水分由肠道吸收，可引起水中毒。

5. 发生急性心力衰竭或钠潴留的患儿，禁用生理盐水灌肠；急腹症、消化道出血患儿禁忌灌肠。

二、评分标准

详见表 2–18。

表 2–18　小儿灌肠法评分标准

年级班别：　　　　　　　　姓名：　　　　　　　　考核时间：

项目	内容	标准分	得分
操作前准备（28 分）	洗手，戴帽子、口罩	3	
	核对患儿姓名、性别、年龄、腕带信息	4	
	向患儿家属说明灌肠目的	3	
	确认无进食、哭闹	3	
	室内环境温暖，室温保持在 22 ~ 24 ℃	3	
	检查物品准备：灌肠桶、玻璃接头、肛管、血管钳、大油布、大毛巾、治疗巾、弯盘、棉签、卫生纸、润滑油、量杯、水温计、灌肠液、输液架、便盆、尿布等	3	
	注意手温暖	3	
	将毛毯或包被铺好以随时用于保暖	3	
	协助患儿排尿；关闭门窗，屏风遮挡	3	

续表

项目	内容	标准分	得分
操作步骤（63分）	将枕头竖放，使其厚度与便盆高度相等，下端放便盆	5	
	将大油布和治疗巾上端盖于枕头上，下端放于便盆之下，防止污染枕头及床单	5	
	用大毛巾包裹约束患儿双臂，使其仰卧于枕头上，臀部放在便盆宽边上	5	
	解开尿布，两腿各包裹一块尿布，分别放在便盆两侧	5	
	将灌肠桶挂于输液架上，排尽管内气体	5	
	连接肛管，凡士林油润滑肛管前段，夹闭肛管	5	
	暴露肛门口，用血管钳夹紧肛管，轻轻插入直肠（婴儿2.5 ~ 4 cm，儿童5 ~ 7.5 cm），固定肛管，松开夹子，扶持肛管，使液体缓慢流入直肠	5	
	观察患儿一般情况及灌肠液下降速度，如有异常及时处理	5	
	待灌肠液将流尽时夹闭肛管，用卫生纸包裹肛管缓慢拔出，分离肛管并放于弯盘内，擦净肛门	5	
	如需保留灌肠液，可轻轻夹紧患儿两侧臀部数分钟	5	
	排便后取出便盆，擦净肛门，为患儿系好尿布并包裹	3	
	清理用物，记录溶液量及排便情况	4	
	灌肠完毕将患儿交回家属并感谢配合	3	
	评价排便情况	3	
综合评价（9分）	操作熟练	1	
	手法轻柔，爱护患儿	2	
	随时注意给患儿保暖	1	
	用柔和语言安抚患儿	1	
	处理用物	2	
	操作前后衣物整理妥当	2	
总分		100	

考核人签名：

三、实训报告

班级　　　　　　　　姓名　　　　　　　　学号

【目的及要求】

【灌肠法评估及注意事项】

【思考题】

1. 婴幼儿灌肠时应采取的体位是

A. 俯卧位　　B. 右侧卧位　　C. 左侧卧位

D. 仰卧位　　E. 胸膝位

2. 婴幼儿灌肠时，肛管插入的深度为

A. 1 ~ 2 cm　　B. 2.5 ~ 4 cm　　C. 4.5 ~ 6 cm

D. 6 ~ 8 cm　　E. 8 ~ 10 cm

（秦诚成　李　萍）

基础实训十五　颈外静脉穿刺法

一、实训指导

【实训目的】

婴幼儿抽血化验检查，协助疾病诊断及治疗效果的观察。

【适应证与禁忌证】

1. 适应证　3 岁以下婴幼儿或肥胖儿童。

2. 禁忌证

（1）病情危重，心、肺功能不全，呼吸衰竭及有明显出血倾向者。

（2）局部有皮肤感染者。

【准备】

1. 用物准备

（1）消毒治疗盘一套：0.5%聚维酮碘溶液、无菌棉签、无菌镊子及消毒液桶。

（2）无菌注射器（5 ml 或 10 ml）、无菌纱布、无菌手套、胶布。

（3）标本容器：抗凝试管、干燥试管或血培养瓶等。

（4）做血培养时应备酒精灯、火柴等。

2. 患儿准备　仰卧位，头转侧位，低于操作台，固定头及肩部。护士向患儿和（或）家长解释说明穿刺目的、方法及配合方法，对年长儿给予赞扬以争取主动、自愿配合。

3. 环境准备　温、湿度适宜，整洁舒适，光线明亮，操作前半小时停止清扫及更换床单。

4. 护士准备　衣帽整洁，洗手、戴口罩。

【操作步骤】

1. 备齐用物　认真核对申请检验项目，患儿姓名、床号，根据检验项目选择合适容器，化验单附联贴于标本容器上，备齐用物置于治疗车上。

2. 核对、解释　核对患儿，做到准确无误（可与家属及陪护核对）；说明穿刺目的及操作中需配合的方法。

3. 安置体位　可按全身约束法包裹患儿，抱至治疗台上，仰卧，头偏向一侧，肩齐台沿，肩下垫小枕。助手站于台旁，用双臂按住患儿身躯，两手扶住其面颊与枕部（勿蒙住其口、鼻），使其头部稍垂于治疗台沿下，以充分暴露颈外静脉。

4. 定位消毒　护士在患儿头侧端，选择穿刺点即下颌角和锁骨上缘中点连线之上 1/3 处，常规消毒穿刺部位。

5. 穿刺抽血　戴无菌手套，左手示指压迫颈外静脉近心端，待患儿因啼哭静脉显露清晰时，右手持注射器沿血液回心方向与皮肤成 30° 角进针，见回血后固定针头，抽取所需血量，快速拔针，以无菌干棉签压迫局部 2 ～ 3 分钟，直至无出血为止。

6. 整理、送检　助手托起患儿头部，使其呈直立位或坐位，安抚患儿，检查局部无出血后方可离去。及时将血标本送检。

【操作流程】

核对、解释→安置体位→定位消毒→穿刺抽血→整理、送检。

【注意事项】

1. 严格遵守无菌技术操作原则，防止感染。

2. 护士操作技术熟练。颈部软组织及血管多，如穿破容易血肿甚至压迫气管，影响呼吸。局部静脉穿破后立即加压止血，待止血后更换对侧采集。

3. 固定后立即操作，以防头部下垂时间过长影响头部血液回流，观察小儿面色和呼吸，异常时立即停止操作，用无菌干棉签压迫局部 2 ～ 3 分钟。

二、评分标准

详见表 2–19。

表 2–19　颈外静脉穿刺法评分标准

年级班别：　　　　　　　　姓名：　　　　　　　　考核时间：

项目	内容	标准分	得分
操作前准备（20 分）	洗手，戴帽子、口罩	3	
	核对患儿姓名、性别、年龄、腕带信息	2	
	向患儿家属说明穿刺目的	2	
	确认患儿无哭闹、无进食	2	
	室内环境温暖，室温保持在 22 ～ 24 ℃	2	
	检查物品准备：0.5% 聚维酮碘溶液、无菌棉签、无菌镊子及消毒液桶、无菌注射器（5 ml 或 10 ml）、无菌纱布、无菌手套、胶布、抗凝试管、干燥试管或血培养瓶等	5	
	注意手温暖	2	
	将毛毯或包被铺好以随时保暖	2	

续表

项目	内容	标准分	得分
操作步骤（59 分）	认真核对申请检验项目，患儿姓名、床号，根据检验项目选择合适容器，化验单附联贴于标本容器上，备齐用物置于治疗车上	8	
	核对患儿，做到准确无误（可与家属及陪护核对）；说明穿刺目的及操作中需配合的方法	10	
	可按全身约束法包裹患儿，抱至治疗台上，仰卧，头偏向一侧，肩齐台沿，肩下垫小枕。助手站于台旁，用双臂按住患儿身躯，两手扶住其面颊与枕部（勿蒙住其口、鼻），使其头部稍垂于治疗台沿下，以充分暴露颈外静脉	15	
	护士在患儿头侧端，选择穿刺点即下颌角和锁骨上缘中点连线之上 1/3 处，常规消毒穿刺部位	8	
	戴无菌手套，左手示指压迫颈外静脉近心端，待患儿因啼哭静脉显露清晰时，右手持注射器沿血液回心方向与皮肤成 30° 角进针，见回血后固定针头，抽取所需血量，快速拔针，以无菌干棉签压迫局部 2 ~ 3 分钟，直至无出血为止	10	
	助手托起患儿头部，使其呈直立位或坐位，安抚患儿，检查局部无出血后方可离去。及时将血标本送检	8	
综合评价（21 分）	操作熟练	5	
	手法轻柔，爱护患儿	3	
	随时注意给患儿保暖	3	
	用柔和语言安抚患儿	3	
	处理用物并记录	3	
	操作前后衣物整理妥当	4	
总分		100	

考核人签名：

三、实训报告

班级　　　　　　　　姓名　　　　　　　　学号

【目的及要求】

【颈外静脉穿刺法评估及注意事项】

【思考题】

1. 护士为 8 个月小儿做颈外静脉穿刺术时，正确的操作方法是
   A. 患儿取侧卧位，充分暴露颈静脉
   B. 待患儿安静后，常规消毒穿刺部位
   C. 进针角度为 30°
   D. 穿刺部位在颈外静脉上 1/3 与中 1/3 交界处
   E. 拔针后，应用无菌棉球压迫穿刺部位 1 分钟
2. 颈外静脉穿刺适用于
   A. 4 岁以内小儿　B. 有出血倾向小儿　C. 新生儿
   D. 昏迷小儿　E. 有严重心血管疾病小儿
3. 颈外静脉穿刺消毒位置为
   A. 下颌角和锁骨上缘中点连线之上 1/3 处
   B. 下颌角和锁骨上缘中点连线之下 1/3 处
   C. 下颌角和锁骨下缘中点连线之上 1/3 处
   D. 下颌角和锁骨下缘中点连线之下 1/3 处
   E. 以上均不正确
4. 颈外静脉穿刺操作后，应用无菌干棉签压迫局部
   A. 2 ~ 3 分钟　B. 3 ~ 4 分钟　C. 4 ~ 5 分钟
   D. 5 ~ 6 分钟　E. 6 ~ 7 分钟

（秦诚成　李　萍）

基础实训十六　股静脉穿刺法

一、实训指导

【实训目的】

婴幼儿抽血化验检查，协助疾病诊断及治疗效果的观察。

【适应证与禁忌证】

1. 适应证　病情危重和不易翻身的新生儿、婴幼儿。

2. 禁忌证　局部有皮肤感染者；有明显出血倾向或凝血功能障碍者。

【准备】

1. 用物准备

（1）消毒治疗盘一套：0.5%聚维酮碘溶液、无菌镊子及消毒液桶、无菌棉签及棉球。

（2）5 ml 无菌注射器、无菌纱布，必要时备无菌手套。

（3）纱布垫、胶布；标本容器：抗凝试管、干燥试管或血培养瓶。

（4）做血培养时应备酒精灯及火柴。

2. 患儿准备　清洗患儿会阴部及腹股沟区皮肤，更换尿布并包裹好会阴；仰卧位，固定大腿外展呈蛙型，以暴露腹股沟区。

3. 环境准备　温、湿度适宜，整洁舒适，光线明亮，操作前半小时停止清扫及更换床单。

4. 护士准备　评估患儿病情、年龄、意识状态、心理状态；根据患儿年龄做好解释工作；观察穿刺部位的皮肤及血管情况；衣帽整洁，洗手、戴口罩；操作娴熟。

【操作步骤】

1. 备齐用物　认真核对申请检验项目，患儿姓名、床号，根据检验项目选择合适容器，化验单附联贴于标本容器上，将用物放于治疗车上。

2. 核对、解释　核对患儿，做到准确无误，并说明穿刺目的及操作中需配合的方法。

3. 安置体位　患儿仰卧，垫高穿刺侧臀部。助手站在患儿头端，用双肘及前臂约束患儿躯干及上肢，两手分别固定患儿两腿，使其呈蛙状，即大腿外展外旋，膝关节屈曲成直角。

4. 定位消毒　护士站在患儿足端，常规消毒穿刺部位皮肤及操作者左手示指、中指，以左手示指、中指在腹股沟中 1/3 与内 1/3 交界处触到股动脉搏动点，再次消毒穿刺部位及操作者左手示指、中指。

5. 穿刺抽血

（1）垂直穿刺抽血：护士右手持注射器沿股动脉搏动点内侧 0.3 ~ 0.5 cm 处垂直刺入，感觉无阻力见回血后固定，抽足所需血量后快速拔针，以无菌干棉签压迫局部 3 ~ 5 分钟。

（2）斜刺抽血：护士在腹股沟下 1 ~ 3 cm 处，针头与皮肤成 45° 角向股动脉搏动点内侧 0.3 ~ 0.5 cm 处以向心方向刺入，感觉无阻力见回血后固定，抽足所需血量后快速拔针，以无菌干棉球加压压迫局部 3 ~ 5 分钟，直至无出血为止。

6. 整理、送检　整理用物，安抚患儿，确认局部无出血后方可放松。及时将血标本送检。

【操作流程】

核对、解释→安置体位→定位消毒→穿刺抽血→整理、送检。

【注意事项】

1. 严格执行无菌技术操作原则，以防感染；注意观察患儿反应。
2. 若回血呈鲜红色，表明误入股动脉，应立即拔针，用无菌纱布紧压 5 ~ 10 分钟，直到无出血为止，并注意观察局部有无血肿。
3. 穿刺失败后，不宜在同侧多次穿刺，以免形成血肿。
4. 有出血倾向或凝血功能障碍者禁用此法，以免引起出血不止。
5. 保护穿刺针孔不被尿液污染。

二、评分标准

详见表 2–20。

表 2–20　股静脉穿刺法评分标准

年级班别：　　　　　　　姓名：　　　　　　　考核时间：

项目	内容	标准分	得分
操作前准备（18 分）	洗手，戴帽子、口罩	2	
	核对患儿姓名、性别、年龄、腕带信息	2	
	向患儿家属说明穿刺目的	2	
	确认操作前无进食	2	
	室内环境温暖，室温保持在 22 ~ 24 ℃	2	
	检查物品准备：0.5% 聚维酮碘溶液、无菌镊子及消毒液桶、无菌棉签及棉球；5 ml 无菌注射器、无菌纱布，必要时备无菌手套；纱布垫、胶布、抗凝试管、干燥试管或血培养瓶	4	
	注意手温暖	2	
	将毛毯或包被铺好以随时保暖	2	

续表

项目	内容	标准分	得分
操作步骤（64 分）	认真核对申请检验项目，患儿姓名、床号，根据检验项目选择合适容器，化验单附联贴于标本容器上，将用物放于治疗车上	2	
	将用物携至床旁，再次查对患儿信息，进行解释以取得合作	4	
	选择穿刺部位，评估穿刺部位皮肤及血管情况	5	
	取适当体位：一般取仰卧位，以能充分暴露穿刺部位为宜；垫高穿刺侧臀部	5	
	操作者站于穿刺侧，选择合适的穿刺点，摸清股静脉的搏动、走向、深度	5	
	铺治疗巾，垫软枕	5	
	准备注射器：先抽吸少量肝素，湿润注射器管腔后弃去（如为专用的血气针则无须抽吸肝素）	2	
	消毒穿刺部位，直径大于 5 cm	3	
	消毒操作者一手的示指和中指指尖、指腹皮肤	5	
	示、中指摸准动脉搏动最明显处，并固定	5	
	护士右手持注射器沿股动脉搏动点内侧 0.3 ~ 0.5 cm 处垂直刺入	5	
	感觉无阻力见回血后固定，抽足所需血量后快速拔针	5	
	以无菌干棉签压迫局部 3 ~ 5 分钟至不出血为止	2	
	如做血气分析，针头斜面立即刺入无菌软木塞内以隔绝空气	1	
	用双手轻轻搓动注射器，使血液与肝素混匀，防止血液凝固	5	
	撤去治疗巾，整理床单，再次核对患儿信息，标本立即送检	2	
	操作完毕将患儿交回家属并感谢配合	3	
综合评价（18 分）	操作熟练	5	
	手法轻柔，爱护患儿	3	
	随时注意给患儿保暖	3	
	用柔和语言安抚患儿	2	
	处理用物	3	
	操作前后衣物整理妥当	2	
总分		100	

考核人签名：

三、实训报告

班级　　　　　　　　　　姓名　　　　　　　　　　学号

【目的及要求】

【股静脉穿刺法评估及注意事项】

【思考题】

1. 护士给 10 个月小儿进行股静脉穿刺时，应取的体位是
   A. 由家长怀抱小儿，并协助固定
   B. 助手站在小儿的左侧，并协助固定
   C. 该侧大腿呈外展、内旋
   D. 双腿分开伸直
   E. 膝关节屈曲成直角
2. 1 岁内小儿最适合的静脉穿刺部位为
   A. 股静脉　　B. 踝静脉　　C. 颈外静脉
   D. 头皮静脉　　E. 手背静脉
3. 股静脉穿刺部位在
   A. 股动脉与股神经之间　　B. 股神经与股动脉外侧
   C. 股神经与股动脉内侧　　D. 股神经外侧
   E. 股动脉外侧
4. 股静脉斜刺抽血应倾斜
   A. 30°　　B. 35°　　C. 40°
   D. 45°　　E. 50°
5. 股静脉穿刺后拔针，用无菌纱布紧压
   A. 3 ~ 5 分钟　　B. 7 ~ 10 分钟　　C. 8 ~ 10 分钟
   D. 5 ~ 10 分钟　　E. 6 ~ 8 分钟

（秦诚成　李　萍）

基础实训十七　温箱使用法

一、实训指导

【实训目的】

为婴儿创建一个温、湿度适宜的环境，使患儿体温维持稳定。

【适应证】

1. 低体温、硬肿病患儿。

2. 高危儿。

3. 未成熟儿。

【准备】

1. 用物准备　消毒的温箱（性能良好并安全），适量蒸馏水，清洁的床棉垫、床单、枕头、单衣及尿布。

2. 患儿准备　穿单衣，更换清洁的尿布。

3. 环境准备　温、湿度适宜，安静、整洁、舒适。

4. 护士准备　衣帽整洁，洗手、戴口罩；了解患儿的孕周、出生体重、日龄、生命体征及有无并发症等；估计患儿常见的护理问题。

【操作步骤】

1. 准备温箱　保证温箱性能，清洁、消毒温箱，铺好箱内婴儿床。注意棉垫不能填塞床的四周空隙。连接温箱地线，加蒸馏水于湿化瓶中。接通电源，根据患儿出生体重及日龄调整温箱温度、湿度（55%～65%），预热2小时左右，使温箱内达到适中温度（表2–21）。

表2–21　不同出生体重早产儿温箱温、湿度参考

出生体重（g）	温度				相对湿度
	35 ℃	34 ℃	33 ℃	32 ℃	
1000	出生10天内	10天后	3周后	5周后	55%～65%
1500	—	出生10天内	10天内	4周后	
2000	—	出生2天内	2天后	3周后	
＞2500	—	—	出生2天内	2天以上	

2. 患儿入箱　患儿穿清洁单衣，包裹清洁尿布入箱。记录箱内温、湿度。

3. 箱内护理　一切护理操作应尽量在箱内进行，如喂奶、换尿布、清洁皮肤、观察病情、检查等，尽量少打开箱门，以免箱内温度散失；如因需要确实要出箱时应注意保暖，避免患儿受凉。

4. 监测体温　定时测量患儿体温，并根据体温调节箱温，做好记录。在患儿体温未升至正常之前应每小时监测 1 次，升至正常后每 4 小时测量 1 次，注意使患儿体温维持在 36 ~ 37 ℃，并维持相对湿度。

5. 出箱　符合以下情况的患儿可出箱：体重达 2000 g 左右或以上，体温正常者；在不加热的温箱中，室温维持在 24 ~ 26 ℃时，患儿能维持正常体温者；患儿在温箱内生活 1 个月以上，体重虽不达 2000 g，但体重持续增长，一般情况良好者。

6. 整理、记录　患儿出箱后，切断温箱电源，进行终末清洁、消毒处理，妥善放置备用；做好记录。

【操作流程】

温箱加蒸馏水→接通电源、预热→调节箱内温、湿度→患儿入箱→箱内护理→监测体温→出箱→消毒温箱→整理、记录。

【注意事项】

1. 温箱不应放置在阳光直射、有对流风及取暖设备附近，以免影响箱内温度的控制。

2. 护士应了解患儿出生体重、日龄、生命体征及一般情况，并以此为依据调整温箱温度，观察患儿有无并发症等。

3. 掌握温箱性能，严格执行操作规程，定期检修温箱，保证使用安全。

4. 保证温箱清洁

（1）温箱使用期间应每天用消毒液擦拭后再用清水擦拭。

（2）每周更换温箱 1 次，以便清洁、消毒，并用紫外线照射。

（3）湿化瓶内用水每天更换 1 次，以免滋生细菌。

（4）机箱下面空气净化垫应每月清洁 1 次。

5. 一切护理操作应在温箱内集中进行，定时测量体温及箱温。

6. 使用过程中严密观察患儿情况及使用效果，如有问题及时解决。

二、评分标准

详见表 2–22。

表 2–22　温箱使用法评分标准

年级班别：　　　　　　姓名：　　　　　　考核时间：

项目	内容	标准分	得分
操作前准备（17 分）	洗手，戴帽子、口罩	2	
	核对患儿姓名、性别、年龄、腕带信息	3	

续表

项目	内容	标准分	得分
操作前准备（17 分）	向患儿家属说明使用温箱的目的	3	
	确认患儿为空腹或进食后 2 小时且已排空大、小便	2	
	室内环境温暖，室温保持在 22 ～ 24 ℃	2	
	检查物品准备：消毒的温箱（性能良好并安全），适量蒸馏水，清洁的床棉垫、床单、枕头、单衣及尿布	2	
	注意手温暖	2	
	将毛毯或包被铺好以随时保暖	1	
操作步骤（65 分）	准备已清洁消毒好的温箱，检查其功能结构是否完好，保证安全	5	
	水箱内加入蒸馏水至 2/3 满	5	
	接通电源，开启电源开关，检查温箱各项显示是否正常	5	
	将温箱调温至所需的温度预热，根据早产儿体重及出生日龄设置温箱的温度、湿度。相对湿度为 55% ～ 65%	5	
	温箱内温度达到预定值后将婴儿置入温箱	5	
	婴儿在温箱内应裸身或仅着少量单衣、尿布，对于足后跟等易摩擦处加以保护	5	
	将皮肤温度传感器固定在婴儿的上腹部，根据需要调节床位倾斜度	5	
	一切护理操作应尽量在箱内进行，如喂奶、换尿布、清洁皮肤、观察病情、检查等，尽量少打开箱门，以免箱内温度散失；如因需要确实出箱时应注意保暖，避免患儿受凉	5	
	定时测量患儿体温，并根据体温调节箱温，做好记录	5	
	在患儿体温未升至正常之前应每小时监测 1 次，升至正常后每 4 小时测量 1 次，注意使患儿体温维持在 36 ～ 37 ℃，并维持相对湿度	5	
	符合以下情况的患儿可出箱：体重达 2000 g 左右或以上，体温正常者；在不加热的温箱中，室温维持在 24 ～ 26 ℃时，患儿能维持正常体温者；患儿在温箱内生活 1 个月以上，体重虽不达 2000 g，但体重持续增长，一般情况良好者	5	
	患儿出箱后，切断温箱电源，进行终末清洁、消毒处理，妥善放置备用；做好记录	5	
	评价患儿是否符合出箱条件	5	
综合评价（18 分）	操作熟练	3	
	手法轻柔，爱护患儿	3	
	随时注意给患儿保暖	3	
	用柔和语言安抚患儿	3	
	处理用物并记录	3	
	操作前后衣物整理妥当	3	
总分		100	

考核人签名：

三、实训报告

班级 姓名 学号

【目的及要求】

【温箱使用评估及注意事项】

【思考题】

1. 新生儿需要使用温箱的指征是

A. 出生体重 2000 g 以下　　B. 出生体重 2000 g

C. 出生体重 2100 g　　D. 出生体重 2200 g

E. 出生体重 2500 g

2. 不正确的使用温箱的方法是

A. 清洁温箱　　B. 铺好婴儿床

C. 加水预热　　D. 调节温、湿度

E. 湿化瓶内用水 2 天更换 1 次

（秦诚成 李 萍）

基础实训十八　光照疗法

一、实训指导

【实训目的】

降低血清未结合胆红素，治疗新生儿黄疸。

【适应证与禁忌证】

1. 适应证

（1）任何原因引起的血胆红素＞205 mol/L（12 mg/dl）。

（2）换血疗法的辅助方法。

（3）预防新生儿溶血症引起的高胆红素血症。

2. 禁忌证

（1）肝病或梗阻性黄疸的患儿。

（2）有明显呼吸衰竭的患儿。

（3）严重贫血、高热不退、严重感染未控制及严重呕吐、腹泻患儿。

【准备】

1. 用物准备

（1）光疗箱：一般采用波长 427 ～ 475 nm 蓝色荧光灯，光亮度以 160 ～ 320 W 为宜；有双面和单面照光两种，双面照光优于单面照光。

（2）遮光眼罩：用黑纸、黑布、胶片剪成眼镜形状或墨镜。

（3）长条尿布、尿布带、胶布及工作人员用的墨镜等。

2. 患儿准备　患儿入箱前清洁皮肤，禁止在皮肤上涂粉和油类，剪指甲，双眼佩戴遮光眼罩，全身裸露，测量体重，更换长条尿布保护会阴、肛门部，男婴注意保护阴囊。

3. 环境准备　温、湿度适宜，安静、整洁、舒适，不可过冷或过热。

4. 护士准备　了解患儿诊断、日龄、体重、黄疸的范围及程度、胆红素检查结果、生命体征、精神反应等；衣帽整洁、剪指甲、洗手、戴口罩、戴墨镜；熟悉操作程序。

【操作步骤】

1. 准备光疗箱　清洁光疗箱，特别是灯管及反射板上灰尘。箱内湿化瓶加水至 2/3 满，接通电源，检查线路及灯管亮度。使箱内温度升至适中温度（30 ～ 32 ℃），相对湿度达 55%～60%。

2. 患儿入箱 将患儿全身裸露，双眼佩戴遮光眼罩，用长条黑布包尿布遮盖会阴部，男婴注意保护阴囊，放入已预热好的光疗箱中，记录开始照射的时间。

3. 光疗护理

（1）更换体位：应使患儿皮肤均匀受光，并尽量使身体广泛照射，禁止在箱内放置杂物，以免遮挡光线。一般每 2 小时更换体位 1 次，注意避免口、鼻受压而影响呼吸。

（2）监测体温及箱内温度：每 2～4 小时测量体温 1 次，使体温维持在 36～37 ℃，根据体温调节箱温；冬季注意保暖，夏季防止过热；若体温超过 38.5 ℃应暂时停止光疗，经处理后体温恢复正常再进行光疗。

（3）保证水分和营养供给：按需哺乳，两次哺乳之间喂水，按医嘱静脉输液。

（4）严密观察病情：观察患儿的精神反应及生命体征。注意黄疸的部位、程度及其变化，大、小便颜色与性状，皮肤有无发红、干燥、皮疹，有无呼吸暂停、烦躁、嗜睡、发热、腹胀、呕吐、惊厥等。注意吸吮能力、哭声变化。若有异常应与医生联系，及时处理。

（5）记录：记录光照时间。光照总时间按医嘱执行，一般根据病因、黄疸程度、血清胆红素高低决定，通常为 12～24 小时。

4. 出箱 一般血清胆红素＜171 mol/L（10 mg/dl）时可停止光照。出箱时给患儿穿好衣物，除去眼罩，抱回病房。记录出箱时间及光照总时间。

5. 整理、记录 光照治疗结束后关好电源，将湿化瓶内水倒尽，清洁、消毒光疗箱，放置干燥、清洁处备用；做好记录。

【操作流程】

箱内加蒸馏水→接通电源、预热→调节箱内温、湿度→清洁患儿皮肤、测体重及体温→尿布遮盖会阴部，佩戴护目罩→入箱→皮肤均匀受光→观察病情、按需喂养→出箱→消毒光疗箱→整理、记录。

【注意事项】

1. 确保光疗箱的工作性能良好，照射中玻璃透明，温、湿度符合要求，灯管累计应用 1000 小时必须更换，并保证按要求对光疗箱进行清洁、消毒。

2. 保持皮肤清洁及均匀受光，禁忌在皮肤上涂油类或粉类，降低光疗效果，同时油类也会增加光热吸收，使皮肤灼红。

3. 严密观察病情

（1）了解光照疗法的副作用（轻度腹泻、排深绿色稀便、尿液深黄色、脱水、皮肤青铜症、一过性皮疹、视网膜暂时性损害），随病情好转其影响消失。

（2）密切观察患儿精神反应、生命体征及黄疸程度变化，发现问题及时处理。

4. 工作人员为患儿检查、治疗和护理时可戴墨镜，并严格交接班。

二、评分标准

详见表 2–23。

表 2–23　光照疗法评分标准

年级班别：　　　　　　姓名：　　　　　　考核时间：

项目	内容	标准分	得分
操作前准备（26 分）	洗手，戴帽子、口罩	2	
	核对患儿姓名、性别、年龄、腕带信息	3	
	向患儿家属说明光疗目的	3	
	入箱前清洁皮肤，禁止在皮肤上涂粉和油类	3	
	室内环境温暖，室温保持在 22 ～ 24 ℃	3	
	检查物品准备：光疗箱、遮光眼罩、长条尿布、尿布带、胶布及工作人员用的墨镜等	5	
	注意手温暖	2	
	将毛毯或包被铺好以随时保暖	2	
	患儿入箱前剪指甲，双眼佩戴遮光眼罩，全身裸露，测量体重，更换长条尿布保护会阴、肛门部，男婴注意保护阴囊	3	
操作步骤（65 分）	再次核对患儿床号、姓名、腕带等	5	
	清洁光疗箱，水箱内加蒸馏水至 2/3 满，接通电源使箱温升至患儿适中温度，相对湿度达 55% ～ 65%	5	
	为患儿测量体重、体温	5	
	将患儿全身裸露，戴遮光眼罩，用长条黑布包尿布遮掩会阴部，特别要保护男婴生殖器	5	
	用大毛巾将箱周围围好，以防碰伤患儿	5	
	将患儿置于蓝光下，关好边门。灯管与皮肤距离为 33 ～ 55 cm。登记入箱时间	5	
	每 2 ～ 4 小时测体温 1 次，如有异常变化随时测体温，根据体温调箱温。	5	
	观察患儿精神反应，呼吸、脉搏变化及黄疸进展程度	5	
	观察排便次数及性状，供给足够的热量，多喂水	4	
	光线照射过程中患儿如出现烦躁不安、皮肤呈花纹状、高热、惊厥等情况时应及时报告医生，找出原因。必要时可调节灯管数目，拉开边门使箱温降低。若情况不见好转，则停止光照，出箱观察	5	
	单面照光一般应每 2 小时更换 1 次体位，可仰卧、侧卧、俯卧交替更换	5	
	每日清洁光疗箱，更换蒸馏水，每周消毒光疗箱一次	1	
	对出生体重＜ 1000 g 的早产儿，箱内一切用物均须经过高压消毒	5	
	出箱时切断电源，摘掉眼罩，将患儿衣着整理舒适，量体重	2	
	登记箱温、时间及灯管使用时间	1	
	倒尽水槽中水，用有效消毒溶液擦净光疗箱，整理完毕后放置干燥、清洁处备用	2	
操作后（2 分）	胆红素正常后将患儿交回家属并感谢配合	1	
	观察患儿血清胆红素值变化	1	

续表

项目	内容	标准分	得分
综合评价（7分）	操作熟练	1	
	手法轻柔，爱护患儿	1	
	随时注意给患儿保暖	1	
	用柔和语言安抚患儿	1	
	处理用物并记录	1	
	操作前后衣物整理妥当	2	
总分		100	

考核人签名：

三、实训报告

班级　　　　姓名　　　　学号

【目的及要求】

【光照疗法评估及注意事项】

【思考题】

1. 光照疗法的适应证为
   A. 新生儿硬肿病　B. 新生儿破伤风　C. 新生儿颅内出血
   D. 新生儿败血症　E. 新生儿溶血症
2. 蓝光灯管与患儿的距离应是
   A. 5 ~ 10 cm　B. 10 ~ 30 cm　C. 33 ~ 55 cm
   D. 50 ~ 70 cm　E. 70 ~ 90 cm
3. 光照疗法的不良反应**不包括**
   A. 呕吐　B. 绿色稀便　C. 皮疹
   D. 感染　E. 发热
4. 蓝光灯管累积使用的时间**不得**超过
   A. 100 小时　B. 300 小时　C. 600 小时
   D. 900 小时　E. 1000 小时

（秦诚成　李　萍）

基础实训十九　换血疗法

一、实训指导

【实训目的】

换出血中部分游离抗体和致敏红细胞，阻止溶血并纠正贫血。当血清胆红素超过 342 μmol/L 时，换血可降低未结合胆红素，防止胆红素脑病的发生。换血可降低体内的各种毒素等。

【用物】

1. 血源选择　Rh 血型不合应采用 Rh 血型与母亲相同，ABO 血型与患儿相同，或抗 A、抗 B 效价不高的 O 型供血者；ABO 血型不合者可用 O 型的红细胞加 AB 型血浆或用抗 A、抗 B 效价不高的 O 型血。根据换血目的决定换血量，新生儿溶血换血量为 150 ~ 180 ml/kg（约为患儿全身血量的 2 倍），应尽量选用新鲜血，库血不应超过 3 天。

2. 物品准备　葡萄糖溶液、生理盐水、10% 葡萄糖酸钙、肝素、20% 鱼精蛋白、苯巴比妥、地西泮（安定）等，并按需准备急救药物；脐静脉插管或静脉留置针、注射器及针头若干、三通管、换药碗、弯盘、手套、量杯、心电监护仪、辐射保温床、采血管、绷带、夹板、尿袋、消毒用物、换血记录单等，根据需要可准备输液泵或输血泵。

【操作步骤】

1. 患儿换血前停止喂养 1 次，或于换血前抽出胃内容物，以防止换血过程中呕吐或误吸。必要时可术前半小时肌内注射苯巴比妥 10 mg/kg。

2. 患儿在辐射式保温床上仰卧，贴上尿袋，固定四肢。

3. 按常规消毒腹部皮肤（上至剑突，下至耻骨联合，两侧至腋中线），按无菌原则铺治疗巾，将硅胶管插入脐静脉，接上三通管，抽血测定胆红素及进行生化检查，测量静脉压后开始换血。

4. 换血开始时每次 10 ml，等量进行交换，如患儿心脏功能良好，逐渐增加到每次 20 ml，以 2 ~ 4 ml/（kg · min）速度进行。对低体重儿、病情危重儿，速度放慢。每换血 100 ml，测静脉压 1 次，一般静脉压在 0.558 ~ 0.785 kPa。

5. 密切监测心率、呼吸、血压、血氧饱和度、胆红素、血气、血糖变化，换血过程中患儿如有激惹、心电图改变等低钙症状时，应给予 10% 葡萄糖酸钙 1 ~ 2 ml/kg，缓慢静脉注射。

6. 详细记录每次出入量、累计出入量及用药等。

7. 换血后配合医师拔管，结扎缝合，消毒。

8. 记录，检查生命体征、血糖和局部伤口情况，观察心功能和低血糖征象。

【注意事项】

1. 严格执行无菌技术操作原则，避免感染，换血过程中注意保暖。

2. 注射器、管道和三通管需用含肝素的生理盐水冲洗，防止凝血。输入的血液要置于室温下预温，保持在 27 ~ 37 ℃，库血温度过低可能会导致心律失常，温度过高则会导致溶血。

3. 换血后应继续光疗。脐静脉换血伤口未拆线前不宜沐浴，防止切口感染。

4. 如情况稳定，换血 6 小时后可试喂糖水，如无呕吐，可进行正常喂养。

5. 在换血前、中、后均需要抽血测定胆红素，根据需要检查生化指标，判断换血效果及病情变化。

二、评分标准

详见表 2–24。

表 2–24 换血疗法评分标准

年级班别： 姓名： 考核时间：

项目	内容	标准分	得分
操作前准备（24 分）	洗手，戴帽子、口罩	2	
	核对患儿姓名、性别、年龄、腕带信息	2	
	向患儿家属说明换血目的	2	
	确认患儿为空腹或进食后 2 小时且已排空大、小便	3	
	室内环境温暖，室温保持在 22 ~ 24 ℃	3	
	检查物品准备：适合的血源、葡萄糖溶液、生理盐水、10% 葡萄糖酸钙、肝素、20% 鱼精蛋白、苯巴比妥、地西泮（安定）等，并按需准备急救药物；脐静脉插管或静脉留置针、注射器及针头若干、三通管、换药碗、弯盘、手套、量杯、心电监护仪、辐射保温床、采血管、绷带、夹板、尿袋、消毒用物、换血记录单、输液泵或输血泵	6	
	注意手温暖	1	
	将毛毯或包被铺好以随时保暖	1	
	评估患者的生命体征，意识状态，了解患者的体重	2	
	了解患儿的抗凝血药的使用情况，有无活动性出血疾病	1	
	评估患儿情况，局部有无红肿、硬结、渗血及静脉的情况	1	

续表

项目	内容	标准分	得分
操作步骤（65 分）	患儿换血前停止喂养 1 次，或于换血前抽出胃内容物，以防止换血过程中呕吐或误吸。必要时可术前半小时肌内注射苯巴比妥 10 mg/kg	5	
	患儿在辐射式保温床上仰卧，贴上尿袋，固定四肢	5	
	按常规消毒腹部皮肤（上至剑突，下至耻骨联合，两侧至腋中线）	5	
	按无菌原则铺治疗巾，将硅胶管插入脐静脉，接上三通管	5	
	抽血测定胆红素及进行生化检查，测量静脉压后开始换血	5	
	换血速度开始每次 10 ml，等量进行交换	5	
	如患儿心脏功能良好，逐渐增加到每次 20 ml，以 2 ~ 4 ml/（kg · min）速度进行	5	
	密切监测心率、呼吸、血压、血氧饱和度、胆红素、血气、血糖变化	5	
	详细记录每次出入量、累计出入量及用药等	5	
	换血后配合医师拔管，结扎缝合，消毒	5	
	记录，检查生命体征、血糖和局部伤口情况，观察心功能和低血糖征象	5	
	生命体征平稳后将患儿交回家属并感谢配合	5	
	评价患儿换血后各项生命体征	5	
综合评价（11 分）	操作熟练	1	
	手法轻柔，爱护患儿	2	
	随时注意给患儿保暖	2	
	用柔和语言安抚患儿	2	
	处理用物，洗手，记录	2	
	操作前后衣物整理妥当	2	
总分		100	

考核人签名：

三、实训报告

班级　　　　　　　　　　姓名　　　　　　　　　　学号

【目的及要求】

【换血疗法评估及注意事项】

【思考题】

1. 护士在实施换血疗法时，换血的速度应控制在每分钟

   A. 0.5 ~ 1 ml/kg　　B. 2 ~ 3.5 ml/kg　　C. 2.5 ~ 4 ml/kg

   D. 2 ~ 3 ml/kg　　E. 2 ~ 4 ml/kg

2. ABO 血型不合的新生儿溶血病，换血时需要的血型为

   A. O 型全血　　B. 与新生儿相同的 ABO

   C. O 型血浆和 AB 型血细胞　　D. O 型血细胞和 AB 型血浆

   E. 与新生儿相同的血细胞，与母亲血型相同的血浆

3. 换血开始时每次

   A. 5 ml　　B. 7 ml　　C. 8 ml

   D. 10 ml　　E. 12 ml

4. 小儿如情况稳定，试喂糖水应在换血后

   A. 3 小时　　B. 4 小时　　C. 5 小时

   D. 6 小时　　E. 7 小时

5. 为判断换血效果及病情变化，在换血前、中、后均需要抽血测定

   A. 白细胞　　B. 血小板　　C. 胆红素

   D. 凝血功能　　E. 中性粒细胞

（秦诚成　袁　露）

基础实训二十　小儿心肺复苏术

一、实训指导

【实训目的】

保证气道通畅、支持呼吸和循环，维持患儿脑、心及其他组织的供氧，维持基础生命。

【适应证】

任何原因导致的心搏骤停和呼吸骤停的小儿。

【准备】

1. 用物准备　硬木板或脚踏凳；必要时备纱布 1 块；有条件可备听诊器、血压计或心电监护仪。

2. 患儿准备　患儿仰卧于硬板床或地上，解开衣领及腰带等，去枕、头后仰。

3. 环境准备　安静、安全。

4. 护士准备　正确判断患儿呼吸、心搏骤停；掌握基础生命急救技术的操作和抢救程序。

【操作步骤】

1. 判断意识、呼吸、循环

（1）判断意识：轻拍、摇动或大声呼叫患儿，如确无反应，说明意识已丧失。

（2）判断呼吸：护士耳朵贴近患儿口鼻部，侧耳细听呼吸音或感觉有无气流从口、鼻呼出，同时双眼注视胸部有无起伏。如确无胸部起伏或气体呼出，即可断定患儿已无呼吸。

（3）判断循环：① 1 岁以上患儿触摸颈动脉搏动，护士用示指、中指放在喉结水平与胸锁乳突肌间凹陷部位，时间一般不超过 10 秒。② 1 岁以下患儿可触摸肱动脉或股动脉搏动，触摸时间不少于 5 ～ 10 秒。触摸无搏动即可确定心搏骤停。

2. 呼救　护士（目击者）大声呼救，以取得合作，快速实施急救。

3. 安置体位　将患儿仰卧于硬木板床上或地上，解开衣领及腰带等束缚物，去枕，两臂放于身旁，身体纵轴呈一直线。

4. 开放气道　首先清除口腔、气道分泌物或异物，采用仰头抬颏法，护士一手掌按压患儿前额，使头后仰，另一手张开患儿口，用示指、中指放于下颏骨抬高下颏，伸直患儿颈部使其气道开放。小婴儿不可过度伸直颈部，以免气管受压变形，影响通气。

5. 人工呼吸

（1）口对口人工呼吸：护士深吸一口气（必要时置纱布于患儿口上），屏气，双唇包严患儿口部（不留空隙），以一手拇指和示指捏紧患儿鼻孔，缓慢、有力、匀速地吹气，以患儿胸部稍膨起为宜，随之放松鼻孔，让患儿肺部气体排出。吹气与排气时间之比应为 1 ∶ 2；吹气频率婴儿为 30 ~ 40 次 / 分；儿童为 20 ~ 24 次 / 分。

（2）口对鼻人工呼吸：适用于牙关紧闭或口部严重损伤者。护士一手闭紧患儿口唇，深吸气后双唇包严患儿鼻部吹气，吹气时间要长，用劲要大。

（3）口对口鼻人工呼吸：适用于婴幼儿。护士双唇包严患儿口鼻部吹气，吹气时间要短，用劲要小。

6. 胸外心脏按压

（1）新生儿：护士用一手拇指或中指与无名指指腹按压胸骨中下 1/3 处，即护士示指平放在患儿两乳头连线下缘胸骨上，取中指与无名指位置按压，或用双手环抱患儿胸部，两拇指置于两乳头连线下缘胸骨部位，其余手指并拢置于背部，两拇指与其余四指同时相对按压，使胸骨下陷 1 ~ 2 cm，频率 100 ~ 120 次 / 分。

（2）婴幼儿：护士用一手鱼际部位或掌根按压胸骨下段 1/3 处，定位为护士用中指沿患儿一侧肋缘上滑至胸骨与肋骨交界处，将中指留在此处，示指靠中指上方，再将另一手掌根紧靠示指，用其掌根按压该处胸骨。护士伸直肘关节，向患儿脊柱方向垂直下压，使胸骨下陷 2 ~ 3 cm，频率为 80 ~ 100 次 / 分，然后迅速放松，使胸骨自然复位。按压时手指不要触及胸壁，避免压力传至肋骨引起骨折。放松时手掌根不离开患儿胸部，下压与放松时间大致相等。

（3）学龄前儿童：按压部位与方法同婴幼儿，必要时用两手掌根重叠垂直按压，以增大按压力量，使胸骨下陷 3 ~ 4 cm，频率为 60 ~ 80 次 / 分。

（4）年长儿（8 岁以上）：与成人相同。

7. 评价　密切观察患儿基础生命急救的有效指征。

（1）触及大动脉搏动。

（2）面色、口唇、甲床、皮肤等处色泽转为红色。

（3）吹气时可听到肺泡呼吸音或有自主呼吸，呼吸功能改善。

（4）意识逐渐恢复，出现反射或挣扎。

（5）有尿液。

（6）心电图（ECG）有波形改变。

（7）散大的瞳孔缩小。

【操作流程】

判断意识、呼吸、循环→呼救→安置体位→开放气道→人工呼吸→胸外心脏按压→评价。

【注意事项】

1. 判断呼吸、心搏骤停要迅速准确，尽早进行基础生命急救。时间越早存活率越高，呼吸、心脏骤停后 4 分钟内进行可有 50%存活率；4 ~ 6 分钟进行有 10%存活率，超过 10 分钟存活率低于 4%。

2. 胸外心脏按压部位的确定要迅速、准确；手法应平稳、有规律，按压过程中手不能离开按压部位，用力不可过猛，以免引起内脏破裂（如肺、肝、脾、胃破裂等）或骨折（如肋骨骨折、胸骨骨折等）。

3. 基础生命急救过程中，应注意：

（1）始终保持呼吸道通畅，及时清除呼吸道分泌物或异物。

（2）密切观察有效指征。

（3）不能因任何原因中断 5 秒以上，必须持续进行，直至呼吸、心搏恢复或医生宣告死亡。

4. 复苏成功后适时向家长讲明可能会再度发生危险，可能会出现神经系统并发症和后遗症，并介绍初期复苏后的注意事项，后期复苏及复苏后治疗和休息的重要性，以取得合作。

二、评分标准

详见表 2–25。

表 2–25　小儿心肺复苏术评分标准

年级班别：　　　　　　　　姓名：　　　　　　　　考核时间：

项目	内容	标准分	得分
操作前准备（20 分）	患儿仰卧硬板床或地上，解开衣领及腰带等，去枕、头后仰	5	
	环境安静、安全	5	
	检查物品准备：硬木板或脚踏凳；必要时备纱布 1 块；有条件可备听诊器、血压计或心电监护仪	10	
操作步骤（70 分）	轻拍、摇动或大声呼叫患儿，如确无反应，说明意识已丧失	5	
	护士耳朵贴近患儿口鼻部，侧耳细听呼吸音或感觉有无气流从口、鼻呼出，同时双眼注视胸部有无起伏。如确无胸部起伏或气体呼出，即可断定患儿已无呼吸	10	
	① 1 岁以上患儿触摸颈动脉搏动，护士用示指、中指放在喉结水平与胸锁乳突肌间凹陷部位，时间一般不超过 10 秒。② 1 岁以下患儿可触摸肱动脉或股动脉搏动，触摸时间不少于 5 ~ 10 秒。触摸无搏动即可确定心搏骤停	10	
	护士（目击者）大声呼救，以取得合作，快速实施急救	5	
	将患儿仰卧于硬木板床上或地上，解开衣领及腰带等束缚物，去枕，两臂放于身旁，身体纵轴呈一直线	10	

续表

项目	内容	标准分	得分
操作步骤（70分）	首先清除口腔、气道分泌物或异物，采用仰头抬颏法，护士一手掌按压患儿前额，使头后仰，另一手张开患儿口，用示指、中指放于下颏骨抬高下颏，伸直患儿颈部使其气道开放。小婴儿不可过度伸直颈部，以免气管受压变形，影响通气	10	
	护士深吸一口气（必要时置纱布于患儿口上），屏气，双唇包严患儿口部（不留空隙），以一手拇指和示指捏紧患儿鼻孔，缓慢、有力、匀速地吹气，以患儿胸部稍膨起为宜，随之放松鼻孔，让患儿肺部气体排出。吹气与排气时间之比应为 1 ∶ 2；吹气频率婴儿为 30 ～ 40 次 / 分；儿童为 20 ～ 24 次 / 分		
	新生儿：护士用一手拇指或中指与无名指指腹按压胸骨中下 1/3 处，即护士示指平放在患儿两乳头连线下缘胸骨上，取中指与无名指位置按压，或用双手环抱患儿胸部，两拇指置于两乳头连线下缘胸骨部位，其余手指并拢置于背部，两拇指与其余四指同时相对按压，使胸骨下陷 1 ～ 2 cm，频率 100 ～ 120 次 / 分	10	
	密切观察患儿基础生命急救的有效指征。	5	
	密切观察患儿基础生命急救的有效指征（触及大动脉搏动；面色、口唇、甲床、皮肤等处色泽转为红色；吹气时可听到肺泡呼吸音或有自主呼吸，呼吸功能改善；意识逐渐恢复，出现反射或挣扎；有尿液；ECG 有波形改变；散大的瞳孔缩小）	5	
操作后（4分）	复苏成功后适时向家长讲明可能会再度发生危险	2	
	介绍初期复苏后的注意事项，后期复苏及复苏后治疗和休息的重要性，以取得合作	2	
综合评价（6分）	操作熟练	1	
	处理用物	1	
	洗手、记录	1	
	评估患儿复苏成功有效指征准确	1	
	按压深度、位置、频率正确	1	
	操作前后衣物整理妥当	1	
总分		100	

考核人签名：

三、实训报告

班级　　　　　　　　　　姓名　　　　　　　　　　学号

【目的及要求】

【小儿心肺复苏术评估及注意事项】

【思考题】

1. 小儿心肺复苏开放气道时必须使患儿采取的体位是
   A. 仰卧于软垫床上　　B. 仰卧于平整坚实处
   C. 侧卧于软垫床上　　D. 侧卧于平整坚实处
   E. 对体位和卧处不加选择
2. 对新生儿实施心肺复苏时，吹气频率为
   A. 10 次 / 分　　B. 20 次 / 分　　C. 30 次 / 分
   D. 40 次 / 分　　E. 50 次 / 分
3. 对小儿进行单手掌根心脏按压时，下压深度是
   A. 1 ~ 2 cm　　B. 2 ~ 3 cm　　C. 3 ~ 4 cm
   D. 3 ~ 5 cm　　E. 4 ~ 5 cm
4. 对新生儿实施心肺复苏时，心脏按压的频率为
   A. 120 次 / 分　　B. 100 次 / 分　　C. 80 次 / 分
   D. 125 次 / 分　　E. 130 次 / 分

（秦诚成　袁　露）

基础实训二十一　氧气疗法

一、实训指导

【实训目的】

1. 纠正各种原因造成的缺氧状态，提高动脉血氧分压和动脉血氧饱和度，增加动脉血氧含量。

2. 促进组织的新陈代谢，维持机体生命活动。

【适应证】

1. 通气障碍性疾病

（1）限制性通气障碍性疾病：①中枢神经系统疾病，如颅内高压、催眠药中毒、低血钾性麻痹、格林 - 巴利综合征等；②限制性疾病，如胸部畸形、胸腔大量积液、张力性气胸等。

（2）阻塞性通气障碍性疾病，如气管异物、哮喘等。

2. 换气障碍性疾病　肺炎、心力衰竭、肺水肿、肺出血、呼吸窘迫综合征等。

3. 肺内、外分流　先天性心脏病、肺动静脉瘘、肺不张等。

4. 吸入气氧分压及氧浓度低　空气稀薄的高海拔地区。

5. 耗氧量增加　高热、心动过速、甲状腺功能亢进等。

6. 组织缺氧性疾病　严重贫血，休克，亚硝酸盐、一氧化碳、氰化物中毒等。

【操作前准备】

1. 评估患儿并解释

（1）评估患儿：年龄、病情、意识、治疗情况、心理状态及合作程度。

（2）向患儿和（或）家长解释氧气疗法的目的、方法、注意事项及配合要点。

2. 患儿准备

（1）患儿及家长了解氧气疗法的目的、方法、注意事项及配合要点。

（2）体位舒适，情绪稳定，愿意配合。

3. 护士自身准备衣帽整洁，修剪指甲，洗手，戴口罩。

4. 用物准备

（1）治疗盘内备：小药杯（内盛冷开水）、纱布、弯盘、鼻导管、棉签、扳手。

（2）治疗盘外备：管道氧气装置或氧气筒及氧气压力表装置、氧记录单、笔。

5. 环境准备　环境清洁、安静，光线充足，温、湿度适宜，远离火源。

【操作步骤】

双侧鼻导管给氧法操作步骤如下。

1. 核对　携用物至患儿床旁，核对患儿床号、姓名。
2. 清洁　用湿棉签清洁双侧鼻腔。
3. 连接　将鼻导管与湿化瓶的出口相连接。
4. 调节氧流量　一般为 1 ~ 2 L/min，新生儿 0.5 ~ 1 L/min。
5. 湿润鼻导管　检查鼻导管是否通畅。
6. 插管　将鼻导管插入患儿双侧鼻孔。
7. 固定　将导管环绕患儿耳部向下放置，根据情况调整松紧度。
8. 记录　给氧时间、氧流量、患者反应。
9. 观察　缺氧症状、实验室指标、氧气装置是否漏气及通畅、有无出现氧疗副作用等。
10. 停止用氧　先取下鼻导管。
11. 安置患儿　取舒适体位，整理床单位。
12. 卸表　关氧气筒总开关，放出余气后，关流量开关后卸表。卸表口诀：一关（总开关及流量开关）、二扶（压力表）、三松（氧气筒门和氧气表连接处）、四卸（表）。
13. 处理用物　对所用物品进行分类处理。
14. 洗手、记录　洗手后记录停氧时间及效果。

【操作流程】

核对→清洁→连接→调节氧流量→湿润鼻导管→插管→固定→记录→观察→停止用氧→安置患儿→卸表→处理用物→洗手、记录。

【注意事项】

1. 用氧前，检查氧气装置有无漏气，是否通畅。
2. 严格遵守操作规程，注意用氧安全，切实做好“四防”，即防震、防火、防热、防油。
3. 氧气筒搬运时要避免倾倒撞击。
4. 氧气筒应放阴凉处，周围严禁烟火及易燃品，至少距明火 5 m，距暖气 1 m，以防引起燃烧。
5. 氧气表及螺旋口勿上油，也不用带油的手装卸。
6. 使用氧气时，应先调节流量后应用。停用氧气时，应先拔出导管，再关闭氧开关。
7. 中途改变流量时，先分离鼻导管与湿化瓶连接处，调节好流量再接上。以免一旦开关出错，大量氧气进入呼吸道而损伤肺部组织。
8. 常用湿化液有冷开水、蒸馏水。急性肺水肿用 20% ~ 30% 乙醇，具有降低肺泡内泡沫的表面张力，使肺泡泡沫破裂、消散，改善肺部气体交换，减轻缺氧症状的作用。
9. 氧气筒内氧勿用尽，压力表至少要保留 0.5 MPa（5 kg/m），以免灰尘进入筒内，再充气时引起爆炸。

10. 对未用完或已用尽的氧气筒，应分别悬挂“满”或“空”的标志，既便于及时调换，也便于急用时搬运，提高抢救速度。

11. 用氧过程中，应加强监测。

12. 小儿一般采用低流量给氧，氧流量 1 ~ 2 L/min，新生儿 0.5 ~ 1 L/min，氧浓度计算公式：FiO_2（%）=21+4 × 氧流量（L/min），一般不超过 40%。缺氧明显者可用面罩给氧，氧流量为 2 ~ 4 L/min，严重呼吸衰竭患儿氧流量为 4 ~ 6 L/min。

13. 小儿采用持续给氧时，吸氧时间不能超过 15 小时，以免引起晶状体后纤维组织增生导致视网膜病变而失明。

二、评分标准

详见表 2–26。

表 2–26 双侧鼻导管给氧法评分标准

年级班别： 姓名： 考核时间：

项目	内容	标准分	得分
操作前准备（20 分）	衣帽整洁，修剪指甲，洗手，戴口罩	3	
	核对患儿姓名、性别、年龄、腕带信息	3	
	评估患儿年龄、病情、意识、治疗情况、心理状态及合作程度	3	
	向患儿和（或）家长解释氧气疗法的目的、方法、注意事项及配合要点	3	
	评估环境是否清洁、安静，光线充足，温、湿度适宜，远离火源	4	
	准备用物，检查氧气筒、鼻导管等用物	4	
操作步骤（60 分）	携用物至患儿床旁，核对患儿床号、姓名	3	
	用湿棉签清洁双侧鼻腔	3	
	将鼻导管与湿化瓶的出口相连接	3	
	调节氧流量，一般为 1 ~ 2 L/min，新生儿 0.5 ~ 1 L/min	5	
	湿润鼻导管，检查鼻导管是否通畅	5	
	将鼻导管插入患儿双侧鼻孔	3	
	将导管环绕患儿耳部向下放置，根据情况调整松紧度	3	
	记录给氧时间、氧流量、患者反应	5	
	观察缺氧症状、实验室指标、氧气装置是否漏气及通畅、有无出现氧疗副作用等	5	
	停止用氧，先取下鼻导管	5	
	安置患儿，取舒适体位，整理床单位	5	
	关氧气筒总开关，放出余气后，关流量开关后卸表	5	
	处理用物	5	
	洗手，记录停氧时间及效果	5	

续表

项目	内容	标准分	得分
综合评价（20分）	操作方法：程序正确，动作规范、操作熟练	5	
	操作效果：查对严格，患儿及家长对操作满意	5	
	操作态度：态度严谨、和蔼，与患儿和家长沟通良好	5	
	操作时间：规定时间内完成操作	5	
总分		100	

考核人签名：

三、实训报告

班级　　　　　　　　姓名　　　　　　　　学号

【目的及要求】

【操作流程】

【注意事项】

【思考题】

1. 小儿吸氧时氧流量一般为

A. 0.5 ～ 2 L/min　　B. 2 ～ 4 L/min　　C. 4 ～ 6 L/min

D. 6 ～ 8 L/min　　E. 8 ～ 10 L/min

2. 小儿氧气疗法氧浓度一般为

A. 20% ~ 25%　　B. 25% ~ 29%　　C. 30% ~ 35%

D. 35% ~ 40%　　E. 40% ~ 50%

3. 用氧时切实做到

A. 防震　　B. 防火　　C. 防热

D. 防油　　E. 防摔

4. 氧气筒应放阴凉处，周围严禁烟火及易燃品，至少距明火（　　），距暖气（　　），以防引起燃烧。

5. 使用氧气时，应先（　　）后应用。停用氧气时，应先拔出（　　），再关闭（　　）。

6. 氧气筒内氧勿用尽，压力表至少要保留（　　），以免灰尘进入筒内，再充气时引起爆炸。

7. 氧气疗法，常用湿化液有（　　）（　　）。急性肺水肿时可在湿化液里加入（　　），以降低肺泡内泡沫的表面张力，使肺泡泡沫破裂、消散，改善肺部气体交换，减轻缺氧症状。

（冯运红　袁　露）

基础实训二十二　超声波雾化吸入法

一、实训指导

【实训目的】

1. 湿化气道。

2. 预防呼吸道感染。

3. 解除支气管痉挛，保持呼吸道通畅，改善通气功能。

4. 消除炎症，减轻呼吸道黏膜水肿，稀释痰液，帮助祛痰，控制呼吸道感染。

【适应证】

1. 呼吸道湿化不足、痰液黏稠、气道不畅者，也可作为气管切开术后常规治疗手段。

2. 咽喉炎、支气管扩张、肺炎、肺脓肿、肺结核、支气管哮喘、胸部手术前后等患儿。

【操作前准备】

1. 评估患儿并解释

（1）评估患儿：①病情、治疗情况、用药史、所用药物的药理作用；②意识状态，患儿家长对治疗计划的了解，心理状态及合作程度；③呼吸道是否感染、通畅，有无支气管痉挛、呼吸道黏膜水肿、痰液等；④患儿面部及口腔黏膜有无感染、溃疡等。

（2）向患儿和（或）家长解释超声波雾化吸入法的目的、方法、注意事项及配合要点。

2. 患儿准备

（1）患儿和（或）家长了解超声波雾化吸入法的目的、方法、注意事项及配合要点。

（2）协助患儿排尿。

3. 护士自身准备衣帽整洁，修剪指甲，洗手，戴口罩。

4. 用物准备

（1）超声波雾化吸入器一套。

（2）水温计、弯盘、冷蒸馏水、生理盐水。

（3）药液：①控制呼吸道感染，消除炎症，常用庆大霉素、卡那霉素等；②解除支气管痉挛，常用氨茶碱、沙丁胺醇等；③稀释痰液，帮助祛痰，常用 α - 糜蛋白酶等；④减轻呼吸道黏膜水肿，常用地塞米松等。

5. 环境准备　环境清洁、安静，光线充足，温、湿度适宜。

【操作步骤】

1. 检查雾化器　是否完好，有无松动、脱落等异常情况。

2. 连接雾化器　将雾化器主件与附件连接起来。

3. 加冷蒸馏水　向水槽内加入冷蒸馏水。

4. 加药　将药液用生理盐水稀释至 30 ~ 50 ml，倒入雾化罐内，检查无漏水后，将雾化罐放入水槽，盖紧水槽盖。

5. 核对　携用物至床旁，核对患儿床号和姓名。

6. 安置体位　患儿取卧位或坐位，婴幼儿需家长抱住取适当体位。

7. 铺巾　取一次性治疗巾铺于患儿颈前。

8. 设定雾化器参数

（1）接通电源，打开电源开关（指示灯亮），预热 3 ~ 5 分钟。

（2）调整定时开关至所需时间。

（3）打开雾化开关，调节雾量。

9. 雾化吸入　将口含嘴放入患儿口中（也可用面罩），指导年长患儿做深呼吸。

10. 结束雾化　治疗毕，取下口含嘴，先关雾化开关，再关电源开关。

11. 操作后处理

（1）擦干患儿面部，协助其取舒适卧位，整理床单位。

（2）清理用物，放掉水槽内的水，擦干水槽。将口含嘴、雾化罐、螺纹管浸泡于消毒液内 1 小时，再洗净，晾干备用。

（3）洗手，记录雾化开始及持续时间，观察患儿的反应、效果等。

【操作流程】

检查雾化器→连接雾化器→加冷蒸馏水→加药→核对→安置体位→铺巾→设定雾化器参数→雾化吸入→结束雾化→操作后处理。

【注意事项】

1. 护士熟悉雾化器性能，水槽内应保持足够的水量，水温不宜超过 60 ℃。

2. 注意保护雾化罐底部的透声膜及水槽底部晶体换能器，因透声膜及晶体换能器质脆易破碎，在操作及清洗过程中，动作要轻，防止损坏。

3. 水槽内需保持有足够的冷水，切勿加温水或热水，如发现水温超过 50 ℃或水量不足，应关机，更换或加入冷蒸馏水。

4. 不可在缺水状态下长时间开机。

5. 雾化时间一般 15 ~ 20 分钟。

6. 连续使用雾化器时，需间隔 30 分钟。

7. 观察患儿痰液排出是否困难，若因黏稠的分泌物经湿化后膨胀致痰液不易咳出时，应予以拍背以协助痰液排出，必要时吸痰。

二、评分标准

详见表 2–27。

表 2–27　超声波雾化吸入法评分标准

年级班别：　　　　　　　　姓名：　　　　　　　　学号：

项目	内容	标准分	得分
操作前准备（35 分）	衣帽整洁，修剪指甲，洗手，戴口罩	2	
	核对患儿姓名、性别、年龄、腕带信息	2	
	向患儿和（或）家属说明操作目的、方法、注意事项及配合要点	4	
	评估患儿病情、意识情况、呼吸道情况、用药史、治疗情况等	6	
	协助患儿排尿	3	
	评估环境是否清洁明亮，温、湿度适宜	3	
	检查雾化器，连接雾化器	5	
	加冷蒸馏水于水槽内	5	
	加药，将药液用生理盐水稀释至 30 ~ 50 ml	5	
操作步骤（45 分）	协助患儿取卧位或坐位等舒适体位	2	
	取治疗巾铺于患儿颈前面	2	
	接通电源，打开电源开关（指示灯亮），预热 3 ~ 5 分钟	5	
	调整定时开关至所需时间（15 ~ 20 分钟）	5	
	打开雾化开关，调节雾量	5	
	将口含嘴放入患儿口中（也可用面罩），指导年长患儿做深呼吸	5	
	治疗毕，取下口含嘴，先关雾化开关，再关电源开关	5	
	擦干患儿面部，协助其取舒适卧位，整理床单位	4	
	清理用物，放掉水槽内的水，擦干水槽	5	
	将口含嘴、雾化罐、螺纹管浸泡于消毒液内 1 小时，再洗净，晾干备用	5	
	洗手，记录	2	
综合评价（20 分）	操作方法：程序正确，动作规范、操作熟练	5	
	操作效果：查对严格，患儿及家长对操作满意	5	
	操作态度：态度严谨、和蔼，与患儿和家长沟通良好	5	
	操作时间：规定时间内完成操作	5	
总分		100	

考核人签名：

三、实训报告

班级　　　　　　　　　　姓名　　　　　　　　　　学号

【目的及要求】

【评估患者】

【常用雾化吸入药物】

【注意事项】

【思考题】

1. 雾化吸入的时间一般是

A. 5 ~ 10 分钟　B. 10 ~ 15 分钟　C. 15 ~ 20 分钟

D. 20 ~ 25 分钟　E. 25 ~ 30 分钟

2. 超声波雾化吸入器水槽内的水温不宜超过

A. 30 ℃　B. 40 ℃　C. 50 ℃

D. 60 ℃　E. 70 ℃

3. 连续使用雾化器时，需间隔

A. 15 分钟　B. 20 分钟　C. 30 分钟

D. 40 分钟　E. 60 分钟

4. 口含嘴、雾化罐、螺纹管在消毒液内浸泡的时间是

A. 15 分钟　B. 20 分钟　C. 30 分钟

D. 40 分钟　E. 60 分钟

5. 超声雾化吸入的作用是

A. 湿化气道

B. 消除炎症，减轻水肿

C. 预防呼吸道感染

D. 稀释痰液，帮助祛痰

E. 解除支气管痉挛，保持呼吸道通畅

（冯运红　常久静）

基础实训二十三　口腔清洁护理法

一、实训指导

【实训目的】

1. 保持口腔清洁、湿润，预防口腔感染等并发症。

2. 预防或减轻口腔异味，清除牙垢，增进食欲，确保小儿舒适。

3. 观察口腔内的变化，提供病情变化的信息。

4. 美白牙齿，预防龋齿，保证恒牙颌骨发育，增强咀嚼功能。

【适应证】

高热、昏迷、病情危重、禁食、鼻饲、口炎等住院患儿。

【准备】

1. 评估患儿

（1）患儿的病情及口腔卫生情况。

（2）向患儿和（或）家长解释口腔护理的目的、方法、注意事项及配合要点。

2. 用物准备

（1）治疗盘内备：治疗碗 2 个（一个盛漱口溶液，一个盛浸湿的无菌棉球）、镊子、镊子缸、弯盘、纱布、棉签、压舌板、吸水管、弯止血钳、液状石蜡、手电筒、治疗巾。必要时备开口器。

（2）治疗盘外备：常用漱口液，如生理盐水、3%过氧化氢溶液、2%碳酸氢钠溶液、0.1%依沙吖啶溶液、0.02%氯己定溶液、0.02%呋喃西林溶液、0.1%乙酸溶液、2% ~ 3%硼酸溶液、0.08%甲硝唑溶液等。按需准备口腔外用药，如西瓜霜、锡类散、碘苷、金霉素鱼肝油、制霉菌素鱼肝油混悬溶液、维生素 B_2 粉末等。

3. 患儿准备　协助患儿排尿，取舒适体位。

4. 环境准备　环境宽敞、整洁、安静，光线充足或有足够的照明，温、湿度适宜。

5. 护士自身准备　衣帽整洁，修剪指甲，洗手，戴口罩。

【操作步骤】

1. 核对解释　备齐用物，携用物至床旁，核对患儿床号和姓名。

2. 安置体位　患儿取仰卧位或侧卧位，婴幼儿需家长抱住取适当体位。

3. 铺巾置盘　取治疗巾围于患儿颈下，取弯盘置于患者口角旁。

4. 漱口　协助患儿用吸水管吸水漱口。

5. 口腔评估　嘱患儿张口，护士一手持手电筒，一手持压舌板观察口腔情况。如果患儿有口唇干裂，应先湿润口唇。

6. 按顺序擦拭口腔　用弯止血钳夹取含有无菌溶液的棉球，拧干棉球。

（1）嘱患儿咬合上下齿龈，用压舌板轻轻撑开左侧颊部，擦洗左侧牙齿的外面。沿纵向擦洗牙齿，按顺序由臼齿洗向门齿。同法擦洗右侧牙齿的外面。

（2）嘱患儿张开上、下齿龈，擦洗牙齿左上内侧面、左上咬合面、左下内侧面、左下咬合面，以弧形擦洗左侧颊部。同法擦洗右侧牙齿。

（3）擦洗舌面及硬腭部。

7. 再次漱口　协助患儿用吸水管吸水漱口，将漱口水吐入弯盘内，用纱布擦净口唇。

8. 再次观察口腔情况　通过观察确定是否清洗干净。

9. 润唇　将口唇涂薄层液状石蜡或润唇膏，如有口腔黏膜溃疡或疱疹，可局部涂用口腔溃疡药膏或碘苷等药物。

10. 操作后处理

（1）撤去弯盘及治疗巾。

（2）协助患儿取舒适体位，整理床单位。

（3）清洁、整理用物。

（4）洗手，做好记录。

【操作流程】

核对解释→安置体位→铺巾置盘→漱口→口腔评估→按顺序擦拭口腔→再次漱口→再次观察口腔情况→润唇→操作后处理。

【注意事项】

1. 进行口腔护理时，对于昏迷患儿禁止漱口，以免引起误吸。

2. 昏迷患儿可用开口器协助张口，使用开口器时，应从臼齿处放入，牙关紧闭者不可使用暴力使其张口，以免造成口腔牙齿损伤。

3. 观察口腔时，对长期使用抗生素的患者，应注意观察其口腔内有无真菌感染。

4. 擦拭过程中，动作应轻柔，防止碰伤牙龈和黏膜。

5. 擦拭舌面及硬腭部时，勿过深，以免触及咽部引起恶心、呕吐。

6. 注意使用的棉球不能过湿，防止因水分过多造成误吸；棉球应包裹止血钳尖端，每次更换一个棉球，一个棉球擦洗一个部位；注意勿将棉球遗留在口腔内。

【新生儿期的口腔护理】

1. 整个新生儿期（出生至 28 天），可喝少量温开水，以清洗口腔。

2. 无论母乳还是人工喂养，每次吃完奶，要养成喝少量白开水的习惯，尤其是小儿发热、感冒时，更应勤喂温开水。

3. 人工喂养的小儿，如果吸奶速度较慢或者吃吃停停时，不能用橡皮奶嘴去顶小儿的口腔黏膜，催促吸吮，若这样频繁操作，容易损伤小儿的口腔黏膜。

4. 严格保持奶头、奶具的卫生。母乳喂养的小儿，妈妈保持乳头的清洁很重要。每次哺乳前，应用肥皂或温开水清洗双手和乳头，擦拭乳头的毛巾要先用热水消毒。人工喂养的小儿，奶瓶及奶嘴使用前后均要严格清洗、消毒。

5. 冲调的奶粉温度要适当，喂之前先在手臂上试一下温度。如果奶温较高，很容易烫伤小儿的口腔黏膜。

【长乳牙前的口腔护理】

一般情况下，小儿出生 4 ~ 6 个月开始萌牙，并会伴随一些不适症状，如牙龈肿胀、低热、疼痛、流涎、食欲缺乏等。

1. 给小儿做口腔护理时，先让小儿取侧卧位，用小毛巾或围嘴袋围于颌下，以防止护理时沾湿衣服。

2. 准备好消毒过的纱布、棉签、生理盐水（淡盐水）或温开水、压舌板等用物。

3. 护理时，先洗手、戴口罩，用棉签或纱布蘸上生理盐水（淡盐水）或温开水，先擦拭口腔内的两颊部、齿龈外面，再擦齿龈内面及舌部。

4. 不张口合作的小儿，可用左手的拇指、示指捏小儿的两颊，使其张口，必要时也可用压舌板帮助撑开口腔，但一定不能用力过猛，避免损伤口腔黏膜。擦洗时应注意使用的物品要保持清洁卫生，已消毒的物品避免污染。

5. 擦洗一个部位要更换一根棉签或纱布，同时棉签或纱布上不要蘸过多的液体，以防止小儿将液体吸入呼吸道引起误吸。

6. 口腔护理后，用小毛巾将小儿嘴角擦净。口唇有干裂的小儿，可涂植物油或润唇膏；有口炎者遵医嘱涂药。

【长牙后的口腔护理】

1. 1 岁以内的小儿，刚长出乳牙时，用指套牙刷或纱布蘸上温开水，轻轻擦拭乳牙和牙床。

2. 牙齿清洁也要有规律地进行，每天早晚各 1 次，晚上喂完最后一次奶后进行 1 次，以免奶液长期留在口中，容易导致龋齿。

3. 1 岁以后，选择婴幼儿专用的牙刷和牙膏，一般 2 次 / 日。

二、评分标准

详见表 2–28。

表 2–28　小儿口腔护理评分标准

年级班别：　　　　　　　　　　姓名：　　　　　　　　　　学号：

<table>
<tr><th>项目</th><th>内容</th><th>标准分</th><th>得分</th></tr>
<tr><td rowspan="7">操作前准备（20 分）</td><td>衣帽整洁，修剪指甲，洗手，戴口罩</td><td>2</td><td></td></tr>
<tr><td>核对患儿姓名、性别、年龄、腕带信息</td><td>2</td><td></td></tr>
<tr><td>向患儿和（或）家属说明操作目的、方法、注意事项及配合要点</td><td>4</td><td></td></tr>
<tr><td>评估患儿病情及口腔卫生情况</td><td>3</td><td></td></tr>
<tr><td>协助患儿排尿</td><td>3</td><td></td></tr>
<tr><td>评估环境是否宽敞、整洁，光线充足</td><td>2</td><td></td></tr>
<tr><td>检查物品准备：治疗碗 2 个（一个盛漱口溶液，一个盛浸湿的无菌棉球）、镊子、镊子缸、弯盘、纱布、棉签、压舌板、吸水管、弯止血钳、液状石蜡、手电筒、治疗巾等</td><td>4</td><td></td></tr>
<tr><td rowspan="15">操作步骤（60 分）</td><td>协助患儿取侧卧位或仰卧位等舒适体位，头偏向一侧</td><td>2</td><td></td></tr>
<tr><td>取治疗巾围于患儿颈下，取弯盘置于患者口角旁</td><td>2</td><td></td></tr>
<tr><td>协助患儿用吸水管吸水漱口，昏迷患者禁漱口，以免发生误吸</td><td>5</td><td></td></tr>
<tr><td>全面评估口腔状况，如果患儿有口唇干裂，应先湿润口唇</td><td>5</td><td></td></tr>
<tr><td>按正确顺序擦拭口腔，由臼齿到门齿，先对侧再近侧，先上齿后下齿，先外侧后内侧再咬合面</td><td>20</td><td></td></tr>
<tr><td>弧形擦洗颊部</td><td>2</td><td></td></tr>
<tr><td>拧干棉球，勿过湿</td><td>2</td><td></td></tr>
<tr><td>操作前、后确认棉球数量，勿将棉球遗留在口腔内</td><td>2</td><td></td></tr>
<tr><td>棉球应包裹止血钳尖端，勿损伤口腔黏膜</td><td>2</td><td></td></tr>
<tr><td>每次更换一个棉球，一个棉球擦洗一个部位</td><td>5</td><td></td></tr>
<tr><td>擦拭舌面及硬腭部时，勿触及咽部引起恶心、呕吐</td><td>2</td><td></td></tr>
<tr><td>再次漱口</td><td>1</td><td></td></tr>
<tr><td>再次观察口腔情况</td><td>2</td><td></td></tr>
<tr><td>润唇（涂药）</td><td>2</td><td></td></tr>
<tr><td>操作后处理：撤去弯盘及治疗巾，协助患儿取舒适体位，整理床单位，清洁、整理用物，洗手，记录</td><td>6</td><td></td></tr>
<tr><td rowspan="4">综合评价（20 分）</td><td>操作方法：程序正确，动作规范、操作熟练</td><td>5</td><td></td></tr>
<tr><td>操作效果：查对严格，患儿及家长对操作满意</td><td>5</td><td></td></tr>
<tr><td>操作态度：态度严谨、和蔼，与患儿和家长沟通良好</td><td>5</td><td></td></tr>
<tr><td>操作时间：规定时间内完成操作</td><td>5</td><td></td></tr>
<tr><td>总分</td><td></td><td>100</td><td></td></tr>
</table>

考核人签名：

三、实训报告

班级　　　　　　　　　　姓名　　　　　　　　　　学号

【目的及要求】

【口腔护理擦拭顺序】

【小儿口腔评估及注意事项】

【思考题】

1. 婴幼儿口腔护理时应采取的体位是

A. 俯卧位　　B. 侧卧位　　C. 坐位

D. 半卧位　　E. 胸膝位

2. 鹅口疮患儿应用的口腔清洁溶液是

A. 生理盐水　　B. 3%过氧化氢　　C. 硼酸溶液

D. 乙酸溶液　　E. 2%碳酸氢钠

3. 溃疡性口炎患儿应用的口腔清洁溶液是

A. 生理盐水　　B. 3%过氧化氢　　C. 硼酸溶液

D. 乙酸溶液　　E. 2%碳酸氢钠

4. 疱疹性口炎患儿应用的口腔清洁溶液是

A. 生理盐水　　B. 3%过氧化氢　　C. 碘苷（疱疹净）

D. 0.1%依沙吖啶　　E. 2%碳酸氢钠

5. 小儿口腔护理的适应证有哪些？

（冯运红　常久静）

基础实训二十四　小儿吸痰法

一、实训指导

【实训目的】

1. 清除呼吸道分泌物，保持呼吸道通畅。

2. 促进呼吸功能，改善肺通气。

3. 预防并发症发生。

【适应证】

病情危重、昏迷、麻醉未清醒前等各种原因引起的不能有效咳嗽、排痰患儿。

【操作前准备】

1. 评估患者并解释

（1）评估患儿年龄、病情、意识、治疗情况，有无将呼吸道分泌物排出的能力，心理状态及合作程度。

（2）向患儿和（或）家长解释吸痰法的目的、方法、注意事项及配合要点。

2. 患儿准备

（1）患儿和（或）家长了解吸痰法的目的、方法、注意事项及配合要点。

（2）患儿取适当体位。

3. 护士自身准备　衣帽整洁，修剪指甲，洗手，戴口罩。

4. 用物准备

（1）治疗盘内备：有盖罐 2 只（1 只盛无菌生理盐水，1 只盛放已消毒的吸痰管数根）、弯盘、消毒纱布、无菌血管钳或镊子、一次性手套、一次性无菌手套。

（2）治疗盘外备：电动吸引器或中心吸引器，试管（内盛消毒液，置于床栏处），可消毒吸引器上玻璃接管、听诊器。必要时备压舌板、张口器、舌钳、电插板等。

5. 环境准备　环境清洁、安静，光线充足，温、湿度适宜。

【操作步骤】

1. 核对　携用物至患儿床旁，核对患儿床号、姓名等。

2. 调节　接通电源，打开开关，检查吸引器性能，根据患儿年龄调节负压。

3. 听诊　听诊呼吸音，确定肺部痰液分布。

4. 检查 查看患儿口腔、鼻腔情况。

5. 体位 患儿头部转向一侧，面向操作者。

6. 试吸 连接吸痰管，试吸少量生理盐水。

7. 吸痰 一手反折吸痰导管末端，另一手用无菌血管钳（镊子）持吸痰管前端，插入口咽部，然后放松导管末端，先吸口咽部分泌物，再吸气管内分泌物。

8. 抽吸 吸痰管退出时，用生理盐水抽吸。

9. 再次听诊 听诊呼吸音，判断气道是否通畅。

10. 观察 注意观察患儿的反应，如面色、呼吸、心率、血压等，以及吸出液的颜色、性质、量等。

11. 安置患儿 拭净患儿脸部分泌物，协助患儿取舒适体位，整理床单位。

12. 整理用物 吸痰管重新消毒或按一次性用物处理，吸痰的玻璃接管插入盛有消毒液的试管中浸泡。

13. 洗手、记录 操作完毕后洗手，记录痰液的颜色、性质及量。

【操作流程】

核对→调节→听诊→检查→体位→试吸 →吸痰→抽吸→再次听诊→观察→安置患儿→整理用物→洗手、记录。

【注意事项】

1. 吸痰前，检查电动吸引器性能是否良好，连接是否正确。

2. 严格执行无菌操作，每吸痰 1 次应更换吸痰管。

3. 吸痰动作轻柔，防止呼吸道黏膜损伤。

4. 痰液黏稠时，可配合叩击、蒸气吸入、雾化吸入，提高吸痰效果。

5. 贮液瓶内吸出液应及时倾倒，不得超过其容积的 2/3。

6. 每次吸痰时间＜ 15 秒，以免造成缺氧。

7. 按年龄选择合适的吸痰管和负压值。小儿一般小于 40.0 kPa（300 mmHg）。新生儿 8.0 ～ 12.0 kPa（60 ～ 80 mmHg），婴幼儿 12.0 ～ 13.0 kPa（80 ～ 100 mmHg），儿童 13.0 ～ 16.0 kPa（100 ～ 120 mmHg）。

8. 若口腔吸痰有困难，可由鼻腔吸引；昏迷患儿可用压舌板或张口器帮助张口，但应注意保护好牙齿。

9. 插管时不可有负压，以免引起呼吸道黏膜损伤。

10. 若气管切开吸痰，注意无菌操作，先吸气管切开处，再吸口（鼻）部。

11. 采取左右旋转并向上提管的手法，以利于呼吸道分泌物的充分吸引。

12. 吸痰用物根据吸痰操作性质每班更换或每日更换 1 或 2 次。

13. 吸痰管插入患儿口咽部的长度为患儿鼻尖到耳垂之间的距离。

14. 吸痰过程中注意观察患儿的面色，口周颜色、呼吸情况、吸出的痰液颜色等。

15. 痰液黏稠者雾化后再给予吸痰。

16. 气管内吸痰时最好 2 人配合进行吸痰，先给予气囊加压给氧，维持血氧饱和度 90% 以上再吸痰，1 人吸痰 1 人观察病情，每根吸痰管只用 1 次。

二、评分标准

详见表 2–29。

表 2–29　小儿吸痰法评分标准

年级班别：　　　　　　　　姓名：　　　　　　　　学号：

<table>
<tr><th>项目</th><th>内容</th><th>标准分</th><th>得分</th></tr>
<tr><td rowspan="6">操作前准备（20 分）</td><td>衣帽整洁，修剪指甲，洗手，戴口罩</td><td>3</td><td></td></tr>
<tr><td>核对患儿姓名、性别、年龄、腕带信息</td><td>3</td><td></td></tr>
<tr><td>评估患儿年龄、病情、意识、治疗情况，心理状态及合作程度</td><td>3</td><td></td></tr>
<tr><td>向患儿和（或）家长解释吸痰法的目的、方法、注意事项及配合要点</td><td>3</td><td></td></tr>
<tr><td>评估环境是否清洁、安静，光线充足，温、湿度适宜</td><td>4</td><td></td></tr>
<tr><td>准备用物，检查吸引器、吸痰管等用物</td><td>4</td><td></td></tr>
<tr><td rowspan="13">操作步骤（60 分）</td><td>携用物至患儿床旁，核对患儿床号、姓名</td><td>4</td><td></td></tr>
<tr><td>接通电源，打开开关，检查吸引器性能，根据患儿年龄调节负压</td><td>4</td><td></td></tr>
<tr><td>听诊呼吸音，确定肺部痰液分布</td><td>4</td><td></td></tr>
<tr><td>检查患儿口腔、鼻腔</td><td>5</td><td></td></tr>
<tr><td>使患儿头部转向一侧，面向操作者</td><td>5</td><td></td></tr>
<tr><td>连接吸痰管，试吸少量生理盐水</td><td>4</td><td></td></tr>
<tr><td>一手反折吸痰导管末端，另一手用无菌血管钳（镊子）持吸痰管前端，插入口咽部，然后放松导管末端，采取左右旋转并向上提管的手法，先吸口咽部分泌物，再吸气管内分泌物</td><td>4</td><td></td></tr>
<tr><td>吸痰管退出时，用生理盐水抽吸</td><td>5</td><td></td></tr>
<tr><td>再次听诊呼吸音，判断气道是否通畅</td><td>5</td><td></td></tr>
<tr><td>观察患儿的反应，如面色、呼吸、心率、血压等，以及吸出液的颜色、性质、量等</td><td>5</td><td></td></tr>
<tr><td>安置患儿，取舒适体位，整理床单位</td><td>5</td><td></td></tr>
<tr><td>处理用物</td><td>5</td><td></td></tr>
<tr><td>洗手，记录痰液的颜色、性质及量</td><td>5</td><td></td></tr>
<tr><td rowspan="4">综合评价（20 分）</td><td>操作方法：程序正确，动作规范、操作熟练</td><td>5</td><td></td></tr>
<tr><td>操作效果：查对严格，患儿及家长对操作满意</td><td>5</td><td></td></tr>
<tr><td>操作态度：态度严谨、和蔼，与患儿及家长沟通良好</td><td>5</td><td></td></tr>
<tr><td>操作时间：规定时间内完成操作</td><td>5</td><td></td></tr>
<tr><td>总分</td><td></td><td>100</td><td></td></tr>
</table>

考核人签名：

三、实训报告

班级　　　　　　　　　　姓名　　　　　　　　　　学号

【目的及要求】

【操作流程】

【注意事项】

【思考题】

1. 小儿每次吸痰时间为

A. ＜5秒　　B. ＜10秒　　C. ＜15秒

D. ＜20秒　　E. ＜30秒

2. 小儿吸痰时，吸引器负压值一般为

A. ＜40.0 kPa　　B. 40.0 ～ 50.0 kPa　　C. 40.0 ～ 53.3 kPa

D. 60.0 ～ 70.0 kPa　　E. 60.0 ～ 70.0 kPa

3. 吸引器贮液瓶内吸出液应及时倾倒，不得超过其容积的

A. 1/3　　B. 1/2　　C. 2/3

D. 3/4　　E. 3/5

4. 吸痰过程中注意观察患儿的

A. 面色　　B. 口周颜色　　C. 痰液量

D. 痰液颜色　　E. 呼吸情况

5. 吸痰管插入小儿口咽部的长度为（　　　　）。

6. 若气管切开吸痰，注意无菌操作，先吸（　　　　），再吸（　　　　）部。

（冯运红　常久静）

基础实训二十五　小儿呼吸道异物急救

一、实训指导

【实训目的】

儿童发生急性呼吸道异物梗阻时，快速解除呼吸道梗阻，恢复呼吸道通气功能。

【适应证】

用于呼吸道异物的排除，主要用于呼吸道完全梗阻或严重梗阻的患儿。

【准备】

1. 用物准备　木椅。
2. 患儿准备　患儿仰卧硬板床或地上。
3. 环境准备　安静、安全。
4. 护士准备　正确判断患儿是轻度异物梗阻还是重度异物梗阻。

【操作步骤】

1. 判断　判断是轻度异物梗阻还是重度异物梗阻。

（1）轻度异物梗阻可不对患者进行干预，让其自行咳出，也可以上前拍击背部助其把异物咳出（图 2-1）。

（2）重度异物梗阻患者会出现用双手护住咽喉的“V”字形手势，这时候就要进行下一步急救处理（图 2-2）。

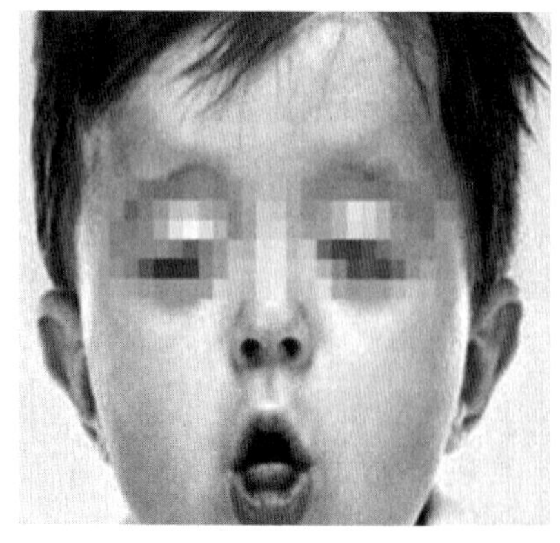

图 2-1　呼吸道轻度异物梗阻
呼吸道异物引发呛咳

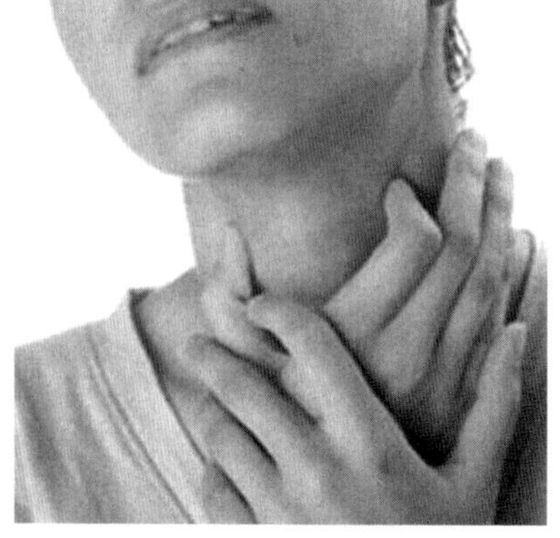

图 2-2　呼吸道重度异物梗阻
出现双手护住咽喉的“V”字形手势

2. 立位腹部冲击法 急救者首先以前腿弓、后腿蹬的姿势站稳，然后使患儿坐在自己弓起的大腿上，并让其身体略前倾。然后将双臂分别从患儿两腋下前伸并环抱患儿。左手握拳，右手从前方握住左手手腕，使左拳虎口贴在患儿胸部下方，肚脐上方的上腹部中央，形成“合围”之势，然后突然用力收紧双臂，用左拳虎口向患儿上腹部内上方猛烈施压，迫使其上腹部下陷。这样由于腹部下陷，腹腔内容物上移，迫使膈肌上升而挤压肺及支气管，每次冲击可以为气道提供一定的气量，从而将异物从气管内冲出。施压完毕后立即放松手臂，然后再重复操作，直到异物被排出（图 2-3）。

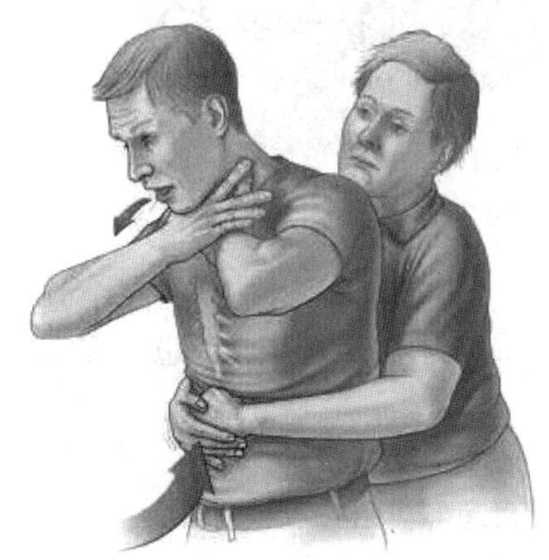

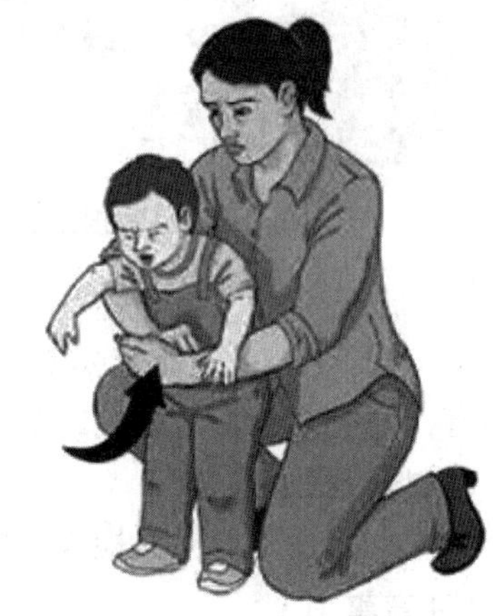

图 2-3 立位腹部冲击法

3. 卧位腹部冲击法 此法可用于抢救者身材矮小，不能环抱住清醒患儿的腰部时，以及意识不清的患儿。将患儿置于仰卧位，使头后仰，开放气道。急救者跪于其大腿旁，骑跨在两大腿上，以一手的掌根平放在其腹部正中线肚脐的略上方，不能触及剑突。另一手直接放在第一只手背上，两手重叠，一起快速向内向上冲击患儿的腹部，连续 6 ~ 10 次，检查异物是否排出至口腔内，若在口腔内，用手取异物法取出，若无，可再冲击腹部 6 ~ 10 次后进行检查（图 2-4）。

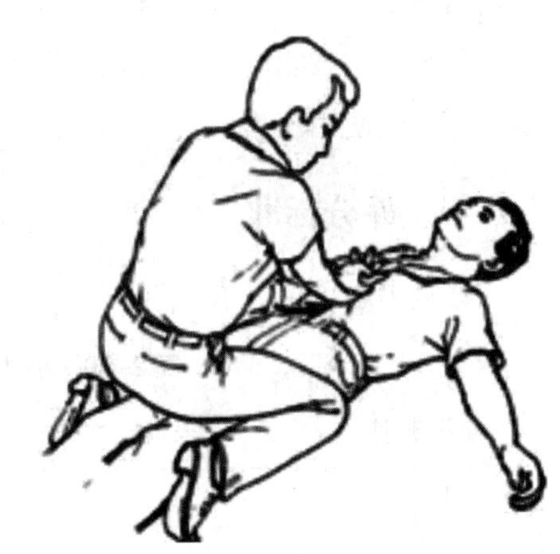

图 2-4 卧位腹部冲击法

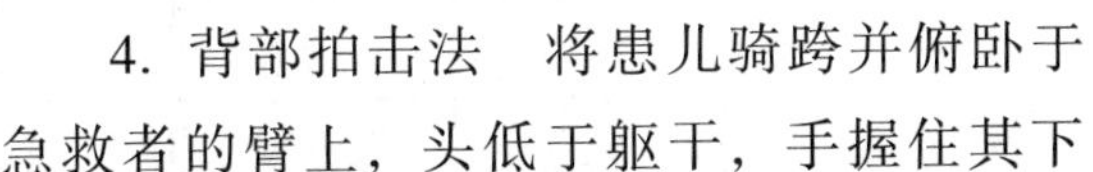

4. 背部拍击法 将患儿骑跨并俯卧于急救者的臂上，头低于躯干，手握住其下颌，固定头部，并将其臂放在急救者的大腿上，然后用另一手的掌根部用力拍击患儿两肩胛骨之间的背部 4 ~ 6 次。使呼吸道内压骤然升高，有助于松动其内异物和排出体外（图 2-5）。

5. 胸部手指猛击法 患儿取仰卧位，抱持于急救者手臂弯中，头略低于躯干，急救者用两手指按压两乳头连线与胸骨中线交界点 1 横指处 4 ~ 6 次。必要时可与以上方法交替使用，直到异物排出或患儿失去知觉（图 2-6）。

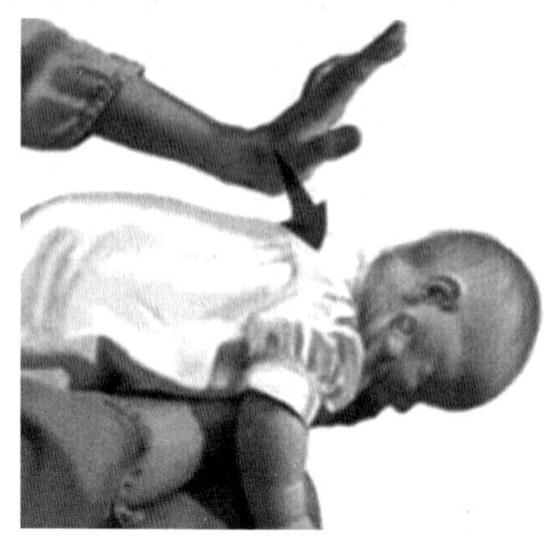
图 2-5　背部拍击法

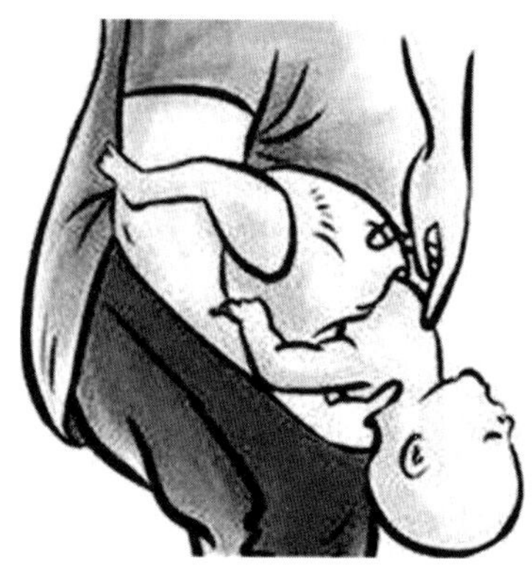
图 2-6　胸部手指猛击法

6. 如果患儿已经发生心搏停止　此时应按照心肺复苏的常规步骤为患儿实施心肺复苏，直到医务人员到来。

【操作流程】

简单询问病史→体格检查→判断梗阻种类→进行急救处理→解除梗阻。

【注意事项】

即使异物出来了，也要去医院检查，防止暗伤的发生。以后吃东西要注意，不能吃得太快（喝得太急）。实在处理不好，记得打 120 急救电话，并注意在电话里说清具体的问题。立位腹部冲击法虽然有一定的效果，但也可能带来一定的危害，故发生呼吸道梗阻时，应首先采用其他方法排除异物，在其他方法无效且患儿情况紧急时才能使用该法。

二、评分标准

详见表 2–30。

表 2–30　小儿呼吸道异物急救评分标准

年级班别：　　　　姓名：　　　　考核时间：

项目	内容	标准分	得分
操作前准备（20 分）	患儿仰卧硬板床或地上	5	
	环境安静、安全	5	
	检查物品准备：可准备一张木椅	10	
操作步骤（70 分）	简单询问病史：初步确定异物的种类、大小及发生呼吸道梗阻的时间等	5	
	体格检查：主要检查患儿神志意识清楚还是昏迷，面色是否灰白等。初步确定患儿的病情	5	

续表

项目	内容	标准分	得分
操作步骤（70分）	估计梗阻的种类：通过观察患儿是否有呼吸、咳嗽、说话，以及气体交换是否充足等，以估计呼吸道是否完全梗阻	5	
	选择正确的急救方式（背部拍击法、胸部手指猛击法、立位腹部冲击法、卧位腹部冲击法）	10	
	立位腹部冲击法：急救者首先以前腿弓、后腿蹬的姿势站稳，然后使患儿坐在自己弓起的大腿上，并让其身体略前倾。然后将双臂分别从患儿两腋下前伸并环抱患儿。左手握拳，右手从前方握住左手手腕，使左拳虎口贴在患儿胸部下方，肚脐上方的上腹部中央，形成“合围”之势，然后突然用力收紧双臂，用左拳虎口向患儿上腹部内上方猛烈施压，迫使其上腹部下陷。这样由于腹部下陷，腹腔内容物上移，迫使膈肌上升而挤压肺及支气管，每次冲击可以为气道提供一定的气量，从而将异物从气管内冲出。施压完毕后立即放松手臂，然后再重复操作，直到异物被排出	9	
	卧位腹部冲击法：此法可用于抢救者身材矮小，不能环抱住清醒患儿的腰部时，以及意识不清的患儿。将患儿置于仰卧位，使头后仰，开放气道。急救者跪于其大腿旁，骑跨在两大腿上，以一手的掌根平放在其腹部正中线肚脐的略上方，不能触及剑突。另一手直接放在第一只手背上，两手重叠，一起快速向内向上冲击患儿的腹部，连续6～10次，检查异物是否排出至口腔内，若在口腔内，用手取异物法取出，若无，可再冲击腹部6～10次后进行检查	8	
	背部拍击法：将患儿骑跨并俯卧于急救者的臂上，头低于躯干，手握住其下颌，固定头部，并将其臂放在急救者的大腿上，然后用另一手的掌根部用力拍击患儿两肩胛骨之间的背部4～6次。使呼吸道内压骤然升高，有助于松动其内异物和排出体外	8	
	胸部手指猛击法：患儿取仰卧位，抱持于急救者手臂弯中，头略低于躯干，急救者用两手指按压两乳头连线与胸骨中线交界点1横指处4～6次。必要时可与以上方法交替使用，直到异物排出或患儿失去知觉	8	
	如果患儿已经发生心搏停止，此时应按照心肺复苏的常规步骤为患儿实施心肺复苏	5	
	密切观察患儿基础生命急救的有效指征（触及大动脉搏动；面部、口唇、甲床、皮肤等处色泽转为红色；意识逐渐恢复，出现反射或挣扎；有尿液；心电图有波形改变；散大的瞳孔缩小）	10	
操作后（4分）	呼吸道梗阻成功解除后适时向家长讲明可能会再度发生危险	2	
	介绍梗阻排除后的注意事项，后期观察的重要性，以取得合作	2	

续表

项目	内容	标准分	得分
综合评价（6分）	操作熟练	1	
	处理用物	1	
	洗手、记录	1	
	评估患儿是否成功解除呼吸道梗阻	1	
	按压深度、位置正确	1	
	操作前后衣物整理妥当	1	
总分		100	

考核人签名：

三、实训报告

班级　　　　姓名　　　　学号

【目的及要求】

【立位腹部冲击法评估及注意事项】

【思考题】

1. 使用立位腹部冲击法时患儿和施救者采取的体位是

   A. 急救者首先以前腿弓、后腿蹬的姿势站稳，然后使患儿坐在自己弓起的大腿上，并让其身体略前倾

   B. 急救者取坐位，然后使患儿坐在自己大腿上

   C. 急救者倒提患儿

   D. 患儿取仰卧位，急救者跪立在患儿左侧

2. 背部拍击法需要拍击患儿的

A. 双侧肋骨边缘　　　　　　B. 上腹部内上方

C. 腹部正中线肚脐的略上方　　D. 两肩胛骨之间的背部

3. 若抢救者身体矮小，不能环抱住清醒者时，应该选择的急救方法是

A. 立位腹部冲击法　　　　　B. 卧位腹部冲击法

C. 背部拍击法　　　　　　　D. 胸部手指猛击法

4. 胸部手指猛击法需要急救者用两手指按压患儿

A. 胸部下方，肚脐上方的上腹部中央

B. 腹部正中线肚脐的略上方

C. 两肩胛骨之间的背部

D. 两乳头连线与胸骨中线交界点 1 横指处

（宋　杨　常久静）

基础实训二十六　小儿鼻饲法

一、实训指导

【实训目的】

通过鼻胃管供给多种营养素，以满足患儿对营养和治疗的需求。

【适应证】

1. 不能由口进食的患儿，如昏迷、消化道肿瘤、食管狭窄、口腔疾病、口腔术后的患儿。

2. 病情危重患儿和早产儿。

3. 拒绝进食的患儿，如精神异常者。

【实训地点及学时】

儿科模拟病房实训室。2 学时。

【实训内容】

1. 鼻饲法的操作步骤及每步的注意事项。

2. 确认胃管在胃内的方法。

【实训用物】

1. 治疗车上层放半铺半盖无菌治疗盘。无菌巾内备：治疗碗、消毒胃管（或一次性胃管）、镊子、压舌板、50 ml 注射器；无菌巾外备：治疗巾、液状石蜡、纱布、棉签、胶布、橡皮圈、安全别针、听诊器、手电筒、弯盘、流质饮食或液体药物（38 ~ 40 ℃）、温开水。拔管时治疗盘内备：治疗碗（内有纱布）、松节油、75% 乙醇、棉签、弯盘、治疗巾、漱口杯（内盛温开水）；治疗盘外备：手消毒剂。

2. 治疗车下层放水桶、生活垃圾桶、医疗垃圾桶。

【实训方法】

（一）下胃管

1. 核对解释　携用物至患儿床旁，仔细核对患儿信息，向患儿和（或）家长解释操作目的、操作过程、注意事项及配合要点。

2. 安置卧位　根据病情在家长的协助下将患儿置于半坐卧位或坐位，病情较重者采取右侧卧位。

3. 铺巾放盘　将治疗巾铺在患儿颌下，弯盘放在便于取用处。

4. 清洁鼻腔 观察鼻腔情况，选择通畅一侧，用湿棉签清洁鼻腔，准备好胶布。

5. 测量长度 测量插管长度（患儿眉间到剑突与脐中点的距离），并做好标记。

6. 润滑胃管 将液状石蜡倒少许在纱布上，润滑胃管前段。

7. 规范插管 一手持纱布托住胃管，一手持镊子夹持胃管，轻轻插入一侧鼻孔，插至咽喉部时，清醒患儿嘱其做吞咽动作，顺势将胃管向前推进，插至预定长度，昏迷患儿插管前先将其去枕头向后仰，当胃管到达咽部左右的深度时，左手将患儿头部托起，使下颌靠近胸骨柄，缓慢插至预定的长度；插管过程中若患儿出现恶心、呕吐可暂停插入，鼓励患儿做深呼吸，不要紧张，出现呛咳、发绀、呼吸困难表示误入气管，应立即拔出，休息片刻后重新插入。

8. 确认入胃 有三种方法：注射器连接胃管回抽，有胃液抽出；将听诊器置于胃部，用注射器经胃管向胃内注入 10 ml 空气，能听到气过水声；将胃管末端放在水中，无气泡逸出。

9. 固定胃管 确认胃管已在胃内后，用胶布固定胃管于鼻翼及同侧颊部。

10. 灌注溶液 连接注射器于胃管末端，缓慢注入少量温开水，再缓慢灌注鼻饲液或液体药物，药片应研碎溶解后灌入，鼻饲完毕再注入少量温开水。

11. 封管固定 将胃管塞封住末端开口处并反折末端，用纱布包好，再用橡皮圈系紧，用安全别针固定于上衣一侧肩部或枕旁。

12. 清洁、整理并记录 清洁患儿面部，撤去治疗巾，整理床单位，嘱家长看护患儿维持原卧位 20 ~ 30 分钟；冲洗注射器，放于治疗盘内，用纱布盖好备用。洗手并做好记录。

（二）拔胃管

1. 核对、解释 携用物至患儿床旁，核对、解释，置弯盘于患儿颌下，揭去胶布，反折胃管末端。

2. 拔出胃管 用纱布包裹近鼻孔处胃管，年长儿嘱其深呼吸，在患儿呼气时拔管，边拔边擦胃管，至咽喉处快速拔出，擦净口鼻。置胃管于弯盘内，撤去弯盘。

3. 清洁、整理并记录 清洁患儿口腔、面部，可用松节油擦去胶布痕迹，再用 75% 乙醇擦去松节油，协助患儿漱口，安置舒适体位，整理床单位，清理用物。洗手并做好记录。

4. 处理用物 将用过的物品送到处置室，放到各规定的地方。

【注意事项】

1. 操作动作要轻稳，注意食管解剖特点，在通过食管三个狭窄处时（环状软骨水平处、平气管分叉处、食管通过膈肌处）要特别小心，避免损伤食管黏膜。

2. 每次灌食前应证实胃管在胃内，检查胃管是否通畅。先注入少量温开水冲管后再进行喂食，鼻饲完毕后再次注入少量温开水，防止鼻饲液残留而至凝结、变质。避免注入空气而导致腹胀。

3. 灌注的鼻饲液温度应在 38 ~ 40 ℃，避免过冷或过热；每次鼻饲量遵医嘱，间隔时间不少于 2 小时；果汁与奶液分别灌注，防止产生凝块；药片应研碎溶解后再注入。

4. 长期鼻饲患儿应每天进行口腔护理，并定期更换胃管，普通胃管每周更换 1 次，硅胶胃管每月更换 1 次，于晚间末次灌食后拔出，次日早晨再从另一侧鼻孔插入。

5. 食管静脉曲张、食管梗阻的患儿禁忌鼻饲。

二、评分标准

详见表 2–31。

表 2–31 小儿鼻饲法操作评分标准

年级班别： 姓名： 考核时间：

项目	内容	标准分	得分
操作前准备（20 分）	洗手，戴帽子、口罩	3	
	核对患儿姓名、性别、年龄、腕带信息	3	
	向患儿和（或）家长解释操作目的、操作过程、注意事项及配合要点	3	
	鼻腔情况：鼻黏膜有无肿胀、炎症，有无鼻息肉及鼻中隔偏曲等	3	
	患儿取坐位或半卧位，取得患儿和家长的信任，增加配合度，以保证插管顺利进行	3	
	检查物品准备：治疗车上层放半铺半盖无菌治疗盘。无菌巾内备：治疗碗、消毒胃管（或一次性胃管）、镊子、压舌板、50 ml 注射器；无菌巾外备：治疗巾、液状石蜡、纱布、棉签、胶布、橡皮圈、安全别针、听诊器、手电筒、弯盘、流质饮食或液体药物（38 ~ 40 ℃）、温开水。拔罐时治疗盘内备：治疗碗（内有纱布）、松节油、75% 乙醇、棉签、弯盘、治疗巾、漱口杯（内盛温开水）；治疗盘外备：手消毒剂。治疗车下层放水桶、生活垃圾桶、医疗垃圾桶	5	
置管操作方法（40 分）	清洗鼻腔	5	
	测量插管长度（患儿眉间到剑突与脐中点的距离），并做好标记	5	
	手法轻稳。用液状石蜡润滑胃管前端，一手持纱布托住胃管，一手持镊子夹持胃管，沿一侧鼻孔插入到咽喉部，若患儿清醒且配合，嘱其做吞咽动作，顺势将胃管向前推进，插至预定长度，然后将胶布固定胃管于鼻翼处	20	
	检查胃管是否在胃内	5	
	将胃管末端折叠并用纱布包好，用夹子夹住，置患儿枕旁备用	5	

续表

项目	内容	标准分	得分
拔管操作方法（20分）	置弯盘于患儿颌下，揭去胶布，反折胃管末端	4	
	用纱布包裹近鼻孔处胃管，年长儿嘱其深呼吸，在患儿呼气时拔管，边拔边擦胃管，至咽喉处快速拔出，擦净口鼻。置胃管于弯盘内，撤去弯盘	5	
	清洁口腔、面部，可用松节油擦去胶布痕迹，再用75%乙醇擦去松节油，协助患儿漱口	5	
	安置舒适体位，整理床单位，清理用物	3	
	洗手并做好记录	3	
综合评价（20分）	操作熟练	5	
	手法轻稳	5	
	随时注意观察患儿的一般情况	3	
	用柔和语言安抚患儿	3	
	处理用物	2	
	操作前后衣物整理妥当	2	
总分		100	

考核人签名：

三、实训报告

班级　　　　　　　　姓名　　　　　　　　学号

【目的及要求】

【小儿鼻饲法的操作步骤及注意事项】

【思考题】

1. 以下不属于鼻饲法的适应证的是

A. 昏迷的患儿　　B. 口腔疾病的患儿　　C. 早产儿

D. 拒绝进食的患儿　　E. 偏食、挑食的患儿

2. 判断胃管已经进入胃内的方法有

A. 胃管已下到事先测量的长度

B. 注射器连接胃管回抽，有胃液抽出

C. 将听诊器置于胃部，用注射器经胃管向胃内注入 10 ml 空气，能听到气过水声

D. 将胃管末端放在水中，无气泡逸出

E. 经胃管注入水或食物后，患儿无不适反应

3. 留置胃管操作正确的是

A. 出现呼吸困难立即给予吸氧

B. 置胃管前检查胃管是否通畅

C. 昏迷患儿置胃管时，先将患儿头部托起

D. 患儿恶心时立即拔出胃管

E. 胃管下到咽喉部时，可嘱患儿做吞咽动作，顺势将胃管向前推进

4. 拔胃管时操作不正确的是

A. 拔管后帮助患儿清洁口腔

B. 核对医嘱及患儿信息，并向家长做好解释工作

C. 呼气时迅速拔管

D. 拔管后患儿必须右侧卧位

E. 用过的物品要放到处置室规定的地方

5. 不是置胃管的禁忌证的是

A. 昏迷的患儿

B. 食管静脉曲张

C. 食管或幽门梗阻

D. 腐蚀性胃炎

E. 严重呼吸困难

（胡　箐　常久静）

基础实训二十七　静脉留置针穿刺置管术

【实训目的】

1. 保护血管，避免反复穿刺造成血管损伤。

2. 建立静脉通路，便于紧急情况的用药和抢救。

【适应证与禁忌证】

1. 适应证　因治疗需要建立静脉通路者，血管穿刺困难者，适用于长期输液的患儿。

2. 禁忌证　局部有皮肤感染者。

【评估】

1. 治疗方案　评估输液目的、疗程、速度和药物性质。

2. 患儿情况　患儿的年龄、性别、病情、意识状态、心理状态、心肺功能、自理能力、合作程度及有无药物过敏史。

3. 穿刺部位　评估皮肤情况、静脉能见度、静脉壁的弹性、静脉直径和长短、有无静脉瓣及穿刺的难易程度。

4. 穿刺工具　评估及选择适用的穿刺工具。

【准备】

1. 用物准备

（1）静脉留置针、肝素帽、正压接头、留置针贴膜、无菌手套、一次性备皮包、利器盒。其余同静脉输液。

（2）治疗盘内放2%碘酊、75%乙醇、弯盘、一次性输液器、无菌棉签、止血带、胶布、治疗巾。

（3）遵医嘱备药液。

2. 患儿准备　询问、了解患儿的身体情况，向家长及患儿解释穿刺目的及注意事项，取得患儿的配合。

3. 环境准备　温、湿度适宜，整洁舒适，光线明亮，操作前半小时停止清扫及更换床单。

4. 护士准备　评估患儿病情、年龄、意识状态、心理状态；根据患儿年龄做好解释工作；观察穿刺部位的皮肤及血管情况；衣帽整洁，洗手、戴口罩；操作娴熟。

【操作步骤】

1. 洗手、戴口罩。

2. 按医嘱备药，认真检查。

（1）核对药液：检查药名、浓度、剂量、用法和有效期等。

（2）检查药液：瓶口有无松动；瓶身有无裂纹；将瓶倒置，检查药液是否浑浊、有无沉淀或絮状物。注意配伍禁忌，确保剂量准确。

（3）在瓶体上贴标有患儿床号、姓名、药物名称、浓度、剂量的输液贴。

（4）做皮肤过敏试验的药物，输液贴上应标明皮肤过敏试验结果。

（5）认真查对，严格无菌操作，加药后贴瓶口贴。

（6）加药护士签名并注明配药时间。

3. 用物准备齐全，携至床旁。

4. 按医嘱查对患儿床号、姓名及腕带。

5. 查对输液瓶上的床号、姓名、药名、剂量、浓度，检查液体质量和失效期。

6. 解释留置针输液目的。

7. 询问患儿是否需要排尿、排便。

8. 选血管，放好输液架。

9. 戴手套，消毒瓶口，取输液器，检查质量及失效期。

10. 将输液器针头全部插入瓶塞内，用手折住滴管下端并将输液瓶倒置挂于输液架上，倒置滴管，松开反折，待滴管内液平面达2/3时，翻转滴管，松开下端，将针头端导管缓慢下移，待液体流至输液管下段的2/3或4/5处关闭调节夹，检查气泡将针头挂于输液管上段叉口处。

11. 将一次性垫巾垫于穿刺部位下。

12. 聚维酮碘溶液消毒皮肤。 严格无菌技术，消毒面积不小于8 cm × 8 cm。

13. 选择留置针并准备。 24G留置针适用于新生儿、小儿和老年人输液。

（1）直型：撕开留置针及肝素帽外包装，放好备用。

（2）Y型：撕开留置针外包装，接上肝素帽及液体（头皮针插入肝素帽），排好输液器及留置针内气体，保持无菌备用。

（3）安全型：检查延长管、正压接头包装并打开，将延长管与正压接头母端连接。去掉输液器穿刺针，将输液器插入正压接头公端右旋后紧密连接。将输液器针头插入橡皮塞内，将液体倒挂于输液架上，排尽输液管内、正压接头及延长管内空气，回盖延长管帽后备用。

14. 打开透明无菌敷贴，保持无菌。

15. 扎止血带（选择在穿刺点上方6 cm处扎止血带）。聚维酮碘溶液再次消毒，再次查对患儿。检查输液管有无气泡。

16. 各型留置针置管方法如下。

（1）直型：去除针套，手持针芯，松动套管。左手绷紧皮肤，右手拇指与示指握住留置针回血腔两侧，以 15° ~ 30°角缓慢进针，直刺静脉，见到回血后，降低穿刺角度，将穿刺针顺静脉走行继续推进 1 ~ 2 mm。右手拇指和中指固定针芯，以针芯为支撑，示指将外套管全部送入静脉。左手拇指压住塑料管前端，防止回血。右手松开止血带，取出针芯，接静脉输液器或肝素帽，松开左手。

（2）Y 型：去除针套，手持护翼，松动针芯，左手绷紧皮肤，右手挟紧套管针双翼的多点面，以 15° ~ 30°角缓慢进针，直刺静脉，见到回血后，降低穿刺角度，将穿刺针顺静脉走行继续推进 1 ~ 2 mm。左手压住护翼，右手将针芯慢慢退出 0.5 ~ 1 mm 后，将套管完全送入血管内，确定回血良好，松开止血带及输液夹，液体流入畅通，穿刺部位无肿胀，抽出针芯。

（3）安全型：左手绷紧皮肤，右手拇指、中指捏住回血腔部位，示指抵推送板部位，以 35° ~ 40°角度穿刺，直刺静脉，见到回血后，降低至 10°或与皮肤平行再推进 1 ~ 2 mm，示指将套管完全推入血管，松开止血带。用左手中指按压套管尖端血管，示指固定针座（V 型手法），右手取出针芯，保护夹自动锁闭针尖；去掉延长管帽，将延长管与安全留置针连接。

（4）固定：贴无菌敷贴前，用聚维酮碘棉签常规消毒进针孔周围皮肤及针翼处。无菌取出透明贴膜，撕除离型纸。单手或双手捏贴膜边框，穿刺点对准贴膜的中间位置，贴膜边缘对准导管根部，自然下垂，无张力粘贴。先按压导管部位，再对全层贴膜进行按压。撕除边框离型纸，边撕除边按压，防止卷边发生。连接管处用胶布固定。

17. 各型留置针连接输液器的方法如下。

（1）直型：聚维酮碘溶液消毒肝素帽后连接输液器。

（2）Y 型：穿刺前已连接好。

（3）安全型：将正压接头与输液器连接，打开调节夹；固定延长管与正压接头。

18. 在贴膜上记录穿刺日期和时间。

19. 根据病情、年龄及药物性质调节输液速度。

20. 再次查对，协助患儿取舒适卧位。

21. 向家长及患儿说明注意事项。

（1）不要私自随意调整滴数。

（2）若出现药液不滴或注射部位肿胀、疼痛等情况，及时报告护理人员。

（3）其余注意事项同静脉输液法。

22. 整理用物，洗手，记录并签名。

23. 正压封管。输液完毕，用 5 ~ 10 ml 肝素稀释液边注药液边退针的方法封管，固定好留置针，以便患儿活动。

【操作流程】

核对、解释→安置体位→定位消毒→查对患儿→穿刺置管→固定留置针→再次查对患儿→调节滴速→正压封管。

【注意事项】

1. 输液前确认导管通畅，若不通畅可回抽疏通，禁止强行推注。

2. 当肝素帽（正压接头）污染、发生损害或有残余血液、血凝块时，应及时更换。

3. 连接肝素帽（正压接头）前须消毒留置针连接部并用液体预冲肝素帽（正压接头），排尽空气，防止空气栓塞；肝素帽（正压接头）与留置针连接须紧密，防止肝素帽（正压接头）脱落或回血引起堵管。

4. 更换透明贴膜后，也要记录当时穿刺日期。

5. 静脉套管针保留时间可参照使用说明。

6. 每次输液前后应当检查患儿穿刺部位及静脉走向有无红肿，询问患儿有关情况，发现异常时及时拔出导管，给予处理。

7. 经常观察留置针输液的流速，发现流速明显减慢应及时查明原因并妥善处理。

二、评分标准

详见表 2-32。

表 2-32　小儿静脉留置针技术评分标准及操作考核评分标准

年级班别：　　　　姓名：　　　　考核时间：

项目		内容	标准分	得分
素质要求（5 分）		仪表端庄，服装整洁	5	
评估（10 分）		1. 了解患儿病情及血管的状况，患儿自理、合作程度	3	
		2. 了解药物对血管的影响程度，告知选用留置针的目的及意义	2	
		3. 告知留置针输液注意事项和自我护理知识	3	
		4. 与患儿交流语言文明，态度和蔼	2	
操作前准备（5 分）		1. 无长指甲，洗手、戴口罩	2	
		2. 备齐用物，放置合理	3	
操作过程	安全与舒适（5 分）	1. 环境安静、整洁，嘱患儿排空大、小便后取舒适体位，并注意保暖	2	
		2. 认真核对医嘱、输液卡、床号、姓名、药液及质量	3	

续表

项目		内容	标准分	得分
操作过程	准备药液（10分）	1. 检查输液器、留置针、无菌敷贴及肝素帽	3	
		2. 取输液器、留置针、无菌敷贴及肝素帽，确保无污染	2	
		3. 药瓶（安瓿）处理、消毒方法正确，确保无污染	2	
		4. 连接输液器、肝素帽，确保无污染	3	
	输液（50分）	1. 再次核对，并向患儿和家长解释	3	
		2. 选择血管方法正确，尊重患儿意愿	3	
		3. 消毒皮肤范围、方法正确	4	
		4. 系止血带部位适当	2	
		5. 一次排气成功（排于弯盘内），并检查有无气泡，液面高度适宜	6	
		6. 进针角度适当，进针前松动套管，退针芯后套管完全送入血管内	12	
		7. 进针稳、准，一针见血（退针1次扣4分，穿刺失败扣12分）	6	
		8. 穿刺后及时“三松”（止血带、调节器、拳）	3	
		9. 针翼消毒方法正确，固定牢固、美观，注明日期、时间	4	
		10. 合理调节滴速，再次查对		
		11. 填写输液卡，向患儿和家长说明注意事项		
操作后（3分）		安置患儿，再次核对，用物处理正确，洗手、记录	3	
评价（12分）		1. 操作正确，动作轻柔，液体通畅	2	
		2. 无菌区和非无菌区的观念明确	3	
		3. 操作时间< 6分钟	2	
		4. 理论知识掌握熟练	5	
总分			100	

考核人签名：

三、实训报告

班级　　　　　　　　　　　　姓名　　　　　　　　　　　　学号

【目的及要求】

【静脉留置针穿刺置管术操作流程】

【思考题】

1. 为患者行静脉留置针穿刺置管术的目的是
   A. 保护血管，避免反复穿刺造成血管损伤
   B. 建立静脉通路，便于紧急情况的用药和抢救
   C. 方便护士穿刺
   D. 减轻护理工作
   E. 便于临床护理管理
2. 1 岁内小儿最适合的静脉穿刺部位为
   A. 股静脉　　B. 踝静脉　　C. 颈外静脉
   D. 头皮静脉　　E. 手背静脉
3. 静脉留置针的常规消毒范围是
   A. 6 cm × 6 cm　　B. 5 cm × 5 cm　　C. 6 cm × 8 cm
   D. 5 cm × 8 cm　　E. 8 cm × 8 cm
4. 静脉留置针的保留时间为
   A. 72 小时　　B. 24 小时　　C. 36 小时
   D. 96 小时　　E. 48 小时
5. 静脉留置针封管用的肝素溶液的浓度为
   A. 每毫升含肝素 5 U，用量 2 ~ 5 ml
   C. 每毫升含肝素 10 ~ 100 U，用量 2 ~ 5 ml
   D. 每毫升含肝素 3 U，用量 2 ~ 5 ml
   C. 每毫升含肝素 4 U，用量 2 ~ 5 ml
   E. 每毫升含肝素 1 U，用量 2 ~ 5 ml

（郑　懿　常久静）

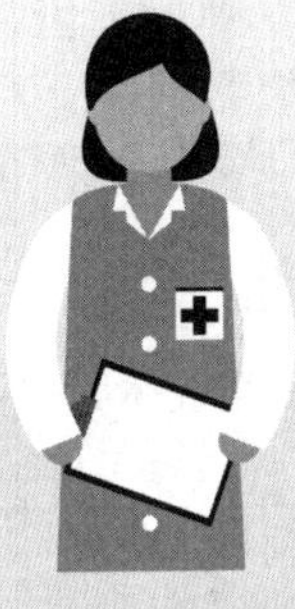

第三部分　临床实训

儿科护理实训评分标准见表 3–1。

表 3–1 儿科护理实训评分标准

<table>
<tr><th colspan="3">项目</th><th>内容</th><th>标准分</th><th>得分</th></tr>
<tr><td rowspan="9">评估</td><td colspan="2">一、患儿一般资料</td><td>姓名、性别、年龄、职业、民族、籍贯、婚姻、文化程度、住址、入院时间、入院方式、病历记录时间、病史叙述者、可靠程度、入院医疗诊断、主管医师、责任护士</td><td>记录完整 5</td><td></td></tr>
<tr><td rowspan="4">二、患儿现在健康状况</td><td>（一）入院原因和经过</td><td>主诉、现病史</td><td>叙述完整，条理清楚 13</td><td></td></tr>
<tr><td>（二）日常生活状况及自理程度</td><td>饮食、休息与睡眠、排泄、健康感知与健康管理、活动与运动</td><td>用词恰当，叙述全面 8</td><td></td></tr>
<tr><td>（三）体格检查</td><td>常规项目、一般情况、皮肤黏膜、各系统（呼吸、循环、消化、神经、内分泌等）</td><td>主要阳性体征和重要的阴性体征 15</td><td></td></tr>
<tr><td>（四）辅助检查</td><td>实验室检查、影像学检查及其他</td><td>与目前疾病密切相关的 8</td><td></td></tr>
<tr><td colspan="2">三、既往健康状况</td><td>既往史、传染病史、过敏史、家族史等</td><td>对当前有影响的5</td><td></td></tr>
<tr><td colspan="2">四、心理社会状况</td><td>心理感受、角色、社交、应激耐受、信仰等</td><td>能反映患者真实状况 8</td><td></td></tr>
<tr><td colspan="2">五、治疗经过</td><td>目前主要治疗、护理及其效果</td><td>准确描述病情变化 8</td><td></td></tr>
<tr><td colspan="2" style="display:none"></td><td style="display:none"></td><td style="display:none"></td><td style="display:none"></td></tr>
<tr><td>诊断</td><td colspan="2">六、护理诊断 / 问题</td><td>首优的护理诊断 / 问题及排序</td><td>首优正确，排序正确 10</td><td></td></tr>
<tr><td>计划</td><td colspan="2">七、护理计划</td><td>制作护理计划单</td><td>目标明确，措施得当，排序正确 10</td><td></td></tr>
<tr><td rowspan="2">实施</td><td colspan="2">八、护理记录</td><td>可以用 PIO 或者 SOAPE 格式制作表格</td><td>准确反映病情变化 5</td><td></td></tr>
<tr><td colspan="2">九、出院指导</td><td>健康教育</td><td>内容具体，条理清楚 5</td><td></td></tr>
<tr><td>总分</td><td colspan="2"></td><td></td><td>100</td><td></td></tr>
</table>

考核人签名：

（李明合 袁 露）

临床实训一　新生儿黄疸患儿的护理

一、实训指导

【实训目的】

1. 运用护理程序对新生儿黄疸患儿进行有效护理。

2. 制订对患儿的护理计划。

3. 培养学生的临床护理思维能力。

4. 培养学生对工作认真负责、对患儿关心和爱护的态度。

5. 对家长进行健康教育。

【实训地点及学时】

医院儿科病房或儿科护理实训室模拟病房。2 学时。

【实训流程】

1. 收集和整理资料。通过问病史、体格检查、查阅医疗病历等获得资料，并进行整理、补充。

2. 讨论并提出护理问题。

3. 制订护理计划。

4. 对家长进行针对性的健康教育指导。

【实训用物准备】

选择病房典型病例，新生儿黄疸患儿的视频资料，护生工作服、帽子、口罩、听诊器等。

【实训方法】

（一）临床实训

1. 收集和整理资料　将学生分成 6 ~ 10 人一组，由带教老师选择典型病例，让学生通过问病史、体格检查获得病历资料，整理资料后，让学生查阅医疗病历，然后补充资料。

2. 讨论分析　学生通过讨论制订护理计划，并进行健康教育。

3. 实训报告　学生按要求写出实训报告，老师批阅。

（二）儿科护理实训室模拟病房实训

如果没有条件进入医院病房实训，可组织学生在儿科护理实训室模拟病房观看

录像后实训，讨论分析后写出实训报告；或者讨论病例。

附：病例

新生儿，男，出生后第 8 天，发现皮肤黄染而就诊。患儿为第一胎，孕 36 周顺产，出生体重 2.4 kg，生后第 2 天出现皮肤稍黄，第 7 天黄疸有所加深，无发热，吸奶好。查体：体温 36.5 ℃，呼吸 40 次 / 分，脉搏 120 次 / 分，全身黄染，无发绀，双肺呼吸音清，无啰音，心音有力。腹平软，肝右肋 2 cm，质软，脾未扪及。

二、新生儿黄疸患儿的护理实训报告

班级　　　　　　　　　　姓名　　　　　　　　　　学号

【护理评估】

1. 写出各个护理问题的依据。

2. 写出需要进一步收集的资料及其收集方法。

【护理诊断】

将护理问题进行排序。

【护理计划】

日期	护理诊断	预期目标	护理措施	评价	签名

【健康教育】

【思考题】

1. 蓝光疗法的目的是

A. 降低血清胆绿素　　B. 降低血清非结合胆红素

C. 降低血清结合胆红素　　D. 减少血红细胞破坏

E. 降低血清尿素氮

2. 女婴，出生后第 3 天出现皮肤轻度黄染，一般情况良好，血清胆红素 170 μmol/L（10 mg/dl）。该女婴可能是

A. 新生儿败血症　　B. 新生儿溶血症　　C. 先天性胆道闭锁

D. 新生儿肝炎　　E. 生理性黄疸

3. 新生儿，出生后 10 小时，发现皮肤、黏膜及巩膜黄染，精神差，查血清胆红素 155 μmol/L，其他未见异常，护士考虑该患儿最可能的诊断是

A. 生理性黄疸　　B. 先天性胆管阻塞　　C. 颅内出血

D. 败血症　　E. 溶血症

（4—5 题共用题干）

新生儿，男，出生后 3 天，因皮肤、巩膜出现黄染入院。查体：体温 36.8 ℃、脉搏 132 次 / 分、呼吸 24 次 / 分，精神佳，食欲及大、小便均正常。

4. 该男婴最可能为

A. 颅内出血　　B. 病理性黄疸　　C. 生理性黄疸

D. 败血症　　E. 先天性胆道闭锁

5. 此时最佳的处理措施是

A. 给予白蛋白（清蛋白）　　B. 给予蓝光治疗

C. 观察黄疸变化　　D. 补液

E. 暂停母乳喂养

（李明合　金　喻）

临床实训二　新生儿寒冷损伤综合征患儿的护理

一、实训指导

【实训目的】

1. 运用护理程序对新生儿寒冷损伤综合征患儿进行有效护理。
2. 制订对患儿的护理计划。
3. 培养学生的临床护理思维能力。
4. 培养学生对工作认真负责、对患儿关心和爱护的态度。
5. 对家长进行健康教育。

【实训地点及学时】

医院儿科病房或儿科护理实训室模拟病房。2 学时。

【实训流程】

1. 收集和整理资料。通过问病史、体格检查、查阅医疗病历等获得资料，并进行整理、补充。
2. 讨论并提出护理问题。
3. 制订护理计划。
4. 对家长进行针对性的健康教育指导。

【实训用物准备】

选择病房典型病例，新生儿寒冷损伤综合征患儿的视频资料，护生的工作服、帽子、口罩、听诊器等。

【实训方法】

（一）临床实训

1. 收集和整理资料　将学生分成 6 ~ 10 人一组，由带教老师选择典型病例，让学生通过问病史、体格检查获得病历资料，整理资料后，让学生查阅医疗病历，然后补充资料。

2. 讨论分析　学生通过讨论制订护理计划，并进行健康教育。

3. 实训报告　学生按要求写出实训报告，老师批阅。

（二）儿科护理实训室模拟病房实训

如果没有条件进入医院病房实训，可组织学生在儿科护理实训室模拟病房观看

录像后实训，讨论分析后写出实训报告；或者讨论病例。

附：病例

患儿，女，胎龄30周，日龄4天。出生前有宫内窘迫，出生后第2天哭声低，吸吮差，全身皮肤发凉，继而不哭、拒乳，伴呕吐咖啡样胃内容物。体检：体温30 ℃，呼吸浅慢，心音低钝，双下肢、臀部、胸背部及面颊皮肤硬肿，呈紫红色，按之如象皮样，双下肢水肿。化验：白细胞20×10^9/L，中性粒细胞82%，淋巴细胞18%；血小板80×10^9/L，出血时间＞3分钟，凝血时间＞12分钟。临床诊断：新生儿寒冷损伤综合征伴败血症、弥散性血管内凝血。

二、新生儿寒冷损伤综合征患儿的护理实训报告

班级　　　　　　　　姓名　　　　　　　　学号

【护理评估】

1. 写出各个护理问题的依据。

2. 写出需要进一步收集的资料及其收集方法。

【护理诊断】

将护理问题进行排序。

【护理计划】

日期	护理诊断	预期目标	护理措施	评价	签名

【健康教育】

【思考题】

1. 早产儿病室的温度应保持在

A. 16 ~ 18 ℃　B. 18 ~ 22 ℃　C. 22 ~ 24 ℃

D. 24 ~ 26 ℃　E. 30 ~ 34 ℃

2. 新生儿寒冷损伤综合征皮肤硬肿发生的顺序是

A. 下肢—臀部—面颊—上肢—全身

B. 臀部—面颊—下肢—上肢—全身

C. 上肢—臀部—面颊—下肢—全身

D. 面颊—臀部—上肢—下肢—全身

E. 面颊—下肢—臀部—上肢—全身

3. 新生儿寒冷损伤综合征皮肤首先发生硬肿的部位是

A. 面部　B. 手臂　C. 小腿、大腿外侧

D. 臀部　E. 躯干部

4. 对重度新生儿寒冷损伤综合征患儿复温原则正确的是

A. 4 ~ 6 小时内使体温恢复正常

B. 6 ~ 8 小时内使体温恢复正常

C. 6 ~ 12 小时内使体温恢复正常

D. 12 ~ 24 小时内使体温恢复正常

E. 24 ~ 32 小时内使体温恢复正常

5. 早产男婴，日龄 5 天，不吃、不哭，体温不升，呼吸浅表。体检：下肢、臀部皮肤发硬，呈紫红色，伴凹陷性水肿，应首先考虑

A. 新生生儿败血症　B. 新生儿破伤风　C. 新生儿颅内出血

D. 新生儿脑膜炎　E. 新生儿寒冷损伤综合征

6. 患儿，日龄 4 天，诊断为新生儿寒冷损伤综合征，下列处理措施不妥的是

A. 供给足够液体和热量　B. 尽量减少肌内注射

C. 应快速复温　D. 积极治疗原发病及并发症

E. 注意有无出血倾向

7. 患儿，男，早产儿，胎龄 36 周，出生后 8 天，2 天来发现患儿不哭、拒乳、反应低下。体温 34 ℃，双面颊、肩部、臀部、下腹部、大腿及小腿外侧皮肤发硬，按之如象皮样，考虑为新生儿寒冷损伤综合征。首选的治疗是

A. 复温，逐渐调高保温箱温度，使体温逐渐达 36 ℃左右

B. 滴管或鼻管喂养，开始 80 kcal/（kg·d），以后逐渐调至正常所需热量

C. 补 10% 葡萄糖及生理盐水 60 ~ 80 ml/（kg·d），糖盐比为 4：1

D. 青霉素或氨基糖苷类抗生素防治感染

E. 地塞米松静脉滴注，每次 0.5 ~ 1 mg/kg，1 ~ 2 次 / 日

8. 患儿，男，早产儿，胎龄 36 周，出生后 5 天，2 天来发现患儿不哭，拒乳、反应低下。体温 30 ℃，双面颊、肩部、臀部、腹部、大腿、小腿及双足皮肤发硬，按之如象皮样，属重度新生儿寒冷损伤综合征。其损伤的面积为

A. 5% ~ 10%　B. 10% ~ 15%　C. 20% ~ 30%
D. 30% ~ 40%　E. 大于 50%

9. 患儿，女，早产儿，胎龄 32 周，出生后 6 天，近 3 天患儿哭声减弱，活动减少，拒乳，反应低下。体温 34 ℃，双面颊、肩部、臀部、下腹部、大腿及小腿外侧皮肤发硬，按之如象皮样，属重度新生儿寒冷损伤综合征。恢复正常体温需要的时间是

A. 1 ~ 2 小时　B. 2 ~ 4 小时　C. 4 ~ 8 小时
D. 8 ~ 10 小时　E. 12 ~ 24 小时

（10—11 题共用题干）

患儿，女，35 周早产，体温偏低 1 天。查体：反应可，皮肤黏膜轻度黄染，肛温 33 ℃，小腿及股外侧皮肤硬肿，心、肺正常，肝不大。

10. 该病最可能的诊断是

A. 新生儿败血症　B. 新生儿肝炎
C. 新生儿溶血病　D. 新生儿寒冷损伤综合征
E. 以上都不是

11. 复温的方法宜选

A. 热水袋包裹复温
B. 放入 40 ℃的温水中进行温水浴复温
C. 置于远红外线复温
D. 置于已预热至中性温度的温箱中复温
E. 在室温 26 ℃的病室中自然复温

（李明合　谭　丽）

临床实训三　维生素D缺乏性佝偻病患儿的护理

一、实训指导

【实训目的】

1. 运用护理程序对维生素D缺乏性佝偻病患儿进行有效护理。
2. 制订对患儿的护理计划。
3. 培养学生的临床护理思维能力。
4. 培养学生对工作认真负责、对患儿关心和爱护的态度。
5. 对患儿和（或）家长进行健康教育。

【实训地点及学时】

医院儿科病房或儿科护理实训室模拟病房。2学时。

【实训流程】

1. 收集和整理资料。通过问病史、体格检查、查阅医疗病历等获得资料，并进行整理、补充。
2. 讨论并提出护理问题。
3. 制订护理计划。
4. 对患儿和（或）家长进行针对性的健康教育指导。

【实训用物准备】

选择病房典型病例，维生素D缺乏性佝偻病患儿的视频资料，护生的工作服、帽子、口罩、听诊器等。

【实训方法】

（一）临床实训

1. 收集和整理资料　将学生分成6～10人一组，由带教老师选择典型病例，让学生通过问病史、体格检查获得病历资料，整理资料后，让学生查阅医疗病历，然后补充资料。
2. 讨论分析　学生通过讨论制订护理计划，并进行健康教育。
3. 实训报告　学生按要求写出实训报告，老师批阅。

（二）儿科护理实训室模拟病房实训

如果没有条件进入医院病房实训，可组织学生在儿科护理实训室模拟病房观看录像后实训，讨论分析后写出实训报告；或者讨论病例。

附：病例

患儿，女，1岁。

家长主诉：多汗、易惊3个月。

现病史：自入院前3个月起，患儿出现多汗，睡觉时出汗更明显，常常湿透枕巾。逐渐患儿易惊，稍有声响即惊醒，并哭闹不止，此症状在夜间更明显。患儿白天玩耍正常，吃奶好，大、小便均正常。患儿是母孕35周早产，11月出生，因没有母乳，人工喂养，至今未添加辅食。

体格检查：体温36.2 ℃，脉搏108次/分，呼吸30次/分，体重5 kg，发育正常，营养差，神志清楚。全身皮肤黏膜无黄染，未见皮疹及出血点，浅表淋巴结无肿大，方颅，颅后枕秃（＋），前囟1.5 cm×1.5 cm，平坦，巩膜无黄染，双瞳孔等大、等圆，对光反射灵敏。颈软，胸廓肋缘外翻，肋骨串珠（—），双肺呼吸音清，未闻及干、湿啰音。心音有力，心律齐，未闻及病理性杂音。腹软，肝肋下1.5 cm可触及，质软，脾未触及。脊柱四肢无畸形，生理反射存在，病理反射未引出。

实验室检查：血常规（—），尿、粪常规（—）。

诊 断：维生素D缺乏性佝偻病。

治 疗：患儿治疗经过如下。

每日静脉滴注10％葡萄糖酸钙10 ml，3天后，肌内注射维生素D_3 30万IU，症状明显好转，出院。

二、维生素D缺乏性佝偻病患儿的护理实训报告

班级　　　　　　　　姓名　　　　　　　　学号

【护理评估】

1. 写出各个护理问题的依据。

2. 写出需要进一步收集的资料及其收集方法。

【护理诊断】

将护理问题进行排序。

【护理计划】

日期	护理诊断	预期目标	护理措施	评价	签名

【健康教育】

【思考题】

1. 人体维生素 D 的主要来源是

A. 蔬菜中的维生素 D　　B. 蛋黄中的维生素 D

C. 猪肝中的维生素 D　　D. 水果中的维生素 D

E. 皮肤合成的内源性维生素 D

2. 下列形式的维生素 D，生物活性最强的是

A. 胆骨化醇　　B. 麦角骨化醇

C. 25- 羟胆骨化醇　　D. 1,25- 二羟胆骨化醇

E. 24,25- 二羟胆骨化醇

3. 维生素 D 缺乏性佝偻病的最主要病因是

A. 纯母乳喂养　　B. 生长发育过快　　C. 肝、肾功能不全

D. 日光照射不足　　E. 单纯牛乳喂养

4. 判断佝偻病是否处于活动期的可靠依据是

A. 神经精神症状　　B. 骨骼体征的改变

C. 运动功能发育迟缓　　D. 肌肉韧带松弛表现

E. 血液生化检查

5. 维生素 D 缺乏性佝偻病初期的主要临床表现是

A. “X”形腿　　B. 手镯征　　C. 颅骨软化

D. 肋骨串珠明显　　E. 枕秃、易激惹、多汗等神经精神症状

6. 属于维生素 D 缺乏性佝偻病骨样组织堆积的表现的是

A. 鸡胸　　B. “O”形腿　　C. 手镯征

D. 肋缘外翻　　E. 颅骨有乒乓球样感

7. 维生素 D 的预防剂量一般为每日

A. 100 ～ 200 IU　　B. 400 ～ 800 IU　　C. 1 000 ～ 2 000 IU

D. 5 000 ～ 10 000 IU　　E. 10 000 ～ 20 000IU

8. 患儿，男，10 个月，患佝偻病，因中度等渗性脱水入院，在治疗期间，输液后脱水纠正，但出现面肌抽动，首先考虑

A. 低血糖症　　B. 低钙血症　　C. 低钾血症

D. 低镁血症　　E. 低钠血症

（9—10 题共用题干）

患儿，女，4 个月，睡眠时常烦躁哭闹，难以入睡，诊断为佝偻病。给予维生素 D 30 万 IU 肌内注射后突然发生全身抽搐 3 次，每次 30 ~ 60 秒，发作停止时精神如常。患儿体重 6 kg，体温 38 ℃，有枕秃及颅骨软化，血清钙 1.66 mmol/L。

9. 该患儿现在抽搐的主要原因是

A. 缺乏维生素　　B. 血清钙减少　　C. 热性惊厥

D. 癫痫发作　　E. 碱中毒

10. 对该患儿的护理应首先采取

A. 继续补充维生素 D　　B. 降低患儿体温

C. 在病床两侧加床栏　　D. 尽快给予葡萄糖酸钙

E. 及时纠正碱中毒

（11—12 题共用题干）

患儿，女，5 个半月。主诉因发热、咳嗽 2 天，惊厥 4 次入院。患儿出生后人工喂养，未加辅食。查体：体温 37.5 ℃，咽部充血，颅骨软化，在体检过程中，该患儿再次惊厥发作。

11. 关于诊断，护士正确的判断是

A. 癫痫　　B. 低血糖　　C. 高热惊厥

D. 化脓性脑膜炎　　E. 维生素 D 缺乏性手足搐搦症

12. 应采取的治疗措施为

A. 缓慢静脉注射 20% 甘露醇

B. 静脉注射 50% 葡萄糖

C. 静脉给予大量抗生素

D. 静脉给予镇静剂和钙剂

E. 静脉给予镇静剂和维生素 D

（李明合　谭　丽）

临床实训四　肺炎患儿的护理

一、实训指导

【实训目的】

1. 运用护理程序对肺炎患儿进行有效护理。

2. 制订对患儿的护理计划。

3. 培养学生的临床护理思维能力。

4. 培养学生对工作认真负责、对患儿关心和爱护的态度。

5. 对患儿和（或）家长进行健康教育。

【实训地点及学时】

医院儿科病房或儿科护理实训室模拟病房。2 学时。

【实训流程】

1. 收集和整理资料。通过问病史、体格检查、查阅医疗病历等获得资料，并进行整理、补充。

2. 讨论并提出护理问题。

3. 制订护理计划。

4. 对患儿和（或）家长进行针对性的健康教育指导。

【实训用物准备】

选择病房典型病例，肺炎患儿的视频资料，护生的工作服、帽子、口罩、听诊器等。

【实训方法】

（一）临床实训

1. 收集和整理资料　将学生分成 6 ~ 10 人一组，由带教老师选择典型病例，让学生通过问病史、体格检查获得病历资料，整理资料后，让学生查阅医疗病历，然后补充资料。

2. 讨论分析　学生通过讨论制订护理计划，并进行健康教育。

3. 实训报告　学生按要求写出实训报告，老师批阅。

（二）儿科护理实训室模拟病房实训

如果没有条件进入医院病房实训，可组织学生在儿科护理实训室模拟病房观看

录像后实训，讨论分析后写出实训报告；或者讨论病例。

附：病例

患儿，女，4个月。

家长主诉：发热、咳嗽、气促3天。

现病史：3天前无明显诱因发热，体温38～39 ℃，无寒战，伴咳嗽，喉中有痰，不易咳出。1天前咳嗽加重，伴有气喘、呼吸困难，精神欠佳，自服“肺炎止咳糖浆”“再林”后，体温下降，气喘、咳嗽无明显缓解，自发病以来精神、食欲欠佳，大、小便正常。

体格查体：体温37 ℃，脉搏150次/分，呼吸60次/分，体重9 kg。发育正常，营养中等，神志清，精神欠佳，全身黏膜无黄染及出血点，浅表淋巴结未触及肿大，头颅无畸形，前囟1.0 cm×1.0 cm，饱满，鼻翼扇动，口周稍发绀，咽红，扁桃体不大，胸廓对称无畸形，三凹征（+）。双肺呼吸音粗，可闻及广泛喘鸣音、痰鸣音及双肺底细小湿啰音。心界不大，心音有力，律齐，心率150次/分，未闻及病理性杂音。腹软，肝肋下3 cm可触及，质软。神经系统检查未见异常。

实验室检查：

1. 血常规　白细胞5.58×10^{9}/L，中性粒细胞38%、淋巴细胞49.1%，红细胞3.69×10^{12}/L，血红蛋白103 g/L、血小板329×10^{9}/L。
2. 尿、粪常规　（−）。
3. 呼吸道合胞病毒IgM　（+）。
4. 支原体IgM　（−）。

诊断：呼吸道合胞病毒肺炎。

治疗：患儿治疗经过如下。

1. 一般治疗　保持室内空气流通，易消化饮食。
2. 抗病毒治疗　干扰素-α 100万U肌内注射，利巴韦林雾化吸入。
3. 抗菌治疗　氨苄西林静脉滴注。
4. 对症治疗　间断吸氧，沙丁胺醇雾化吸入。

经治疗5天后，症状体征缓解，出院，继续口服阿莫西林3天。

二、肺炎患儿的护理实训报告

班级　　　　　　　　姓名　　　　　　　　学号

【护理评估】

1. 写出各个护理问题的依据。

2. 写出需要进一步收集的资料及其收集方法。

【护理诊断】

将护理问题进行排序。

【护理计划】

日期	护理诊断	预期目标	护理措施	评价	签名

【健康教育】

【思考题】

1. 重症肺炎常见的酸碱平衡紊乱类型是

A. 代谢性酸中毒　　B. 呼吸性酸中毒　　C. 代谢性碱中毒

D. 呼吸性碱中毒　　E. 混合性酸中毒

2. 区别轻症、重症肺炎的重要依据是

A. 发热程度

B. 呼吸困难程度

C. 年龄的大小

D. 除呼吸系统表现外有其他系统受累表现

E. 肺部啰音的多少

3. 婴幼儿肺炎最易出现的并发症是

A. 呼吸衰竭　　B. 心力衰竭　　C. 中毒性脑病

D. 脓气胸　　E. 中毒性肠麻痹

4. 诊断肺炎患儿“气体交换受损”的主要依据是

A. 呼吸困难　　B. 发绀　　C. 烦躁不安

D. 发热　　E. 肺部湿啰音

5. 婴幼儿易患呼吸道感染的免疫因素是

A. SIgE 低　　B. SIgM 低　　C. SIgA 低

D. SIgG 低　　E. 清蛋白活性低

6. 婴儿心力衰竭的诊断指征为心率

A. ＞180 次 / 分　　B. ＞160 次 / 分　　C. ＞140 次 / 分

D. ＞120 次 / 分　　E. ＞100 次 / 分

（7—8 题共用题干）

患儿，男，2 岁，发热，体温 39.5 ℃，咳嗽，食欲减退，乏力，初为干咳，现有少量的痰，体检结果示双肺呼吸音粗，可闻及散在干、湿啰音，胸部 X 线检查示双肺有大小不等的片状阴影。

7. 护士首先提出的护理问题应是

A. 营养失调　　B. 体液不足　　C. 体温过高

D. 活动无耐力　　E. 清理呼吸道无效

8. 护士首先应给予的护理措施是

A. 立即降温　　B. 少食多餐　　C. 雾化吸入

D. 氧气吸入　　E. 静脉补充高营养

（9—11 题共用题干）

患儿，女，6 个月，主因咳嗽，咳痰 2 天，喘息伴发绀 1 小时入院。患儿入院时体温 37.9 ℃，心率 150 次 / 分，呼吸 68 次 / 分，呼吸困难，口周发绀，鼻翼扇动、三凹征明显，双肺可闻及大量的细湿啰音，X 线检查示双肺有大小不等的片状阴影。

9. 护士考虑该患儿最可能的诊断是

A. 支气管炎　　B. 支气管肺炎　　C. 支气管哮喘

D. 腺病毒性肺炎　　E. 哮喘性支气管炎

10. 护士提出的最主要的护理问题是

A. 体液不足　　B. 活动无耐力　　C. 低效性呼吸型态

D. 气体交换受损　　E. 清理呼吸道无效

11. 护士首先应给予的护理措施是

A. 立即降温　　B. 少食多餐　　C. 雾化吸入

D. 氧气吸入　　E. 病室内空气流通，温、湿度适宜

（12—13 题共用题干）

患儿，女，7 岁，3 天前因受凉出现发热，咳嗽，喘憋，食欲减退，遵医嘱给予静脉补液后，突然出现咳粉红色泡沫痰。查体：体温 39.5℃，心率 140 次 / 分，呼吸 58 次 / 分，极度呼吸困难，肺部听诊有大量细湿啰音。

12. 护士考虑此患儿为

A. 心力衰竭　　B. 肺气肿　　C. 急性肺水肿

D. 支气管哮喘　　E. 支气管异物

13. 护士应给患儿采取的体位是

A. 平卧　　B. 俯卧　　C. 半卧位

D. 仰卧屈膝位　　E. 坐位，双腿下垂

（李明合　谭　丽）

临床实训五 腹泻患儿的护理

一、实训指导

【实训目的】

1. 运用护理程序对腹泻患儿进行有效护理。

2. 制订对患儿的护理计划。

3. 培养学生的临床护理思维能力。

4. 培养学生对工作认真负责、对患儿关心和爱护的态度。

5. 对患儿和（或）家长进行健康教育。

【实训地点及学时】

医院儿科病房或儿科护理实训室模拟病房。2 学时。

【实训流程】

1. 收集和整理资料。通过问病史、体格检查、查阅医疗病历等获得资料，并进行整理、补充。

2. 讨论并提出护理问题。

3. 制订护理计划。

4. 对患儿和（或）家长进行针对性的健康教育指导。

【实训用物准备】

选择病房典型病例，腹泻患儿的视频资料，护生的工作服、帽子、口罩、听诊器等。

【实训方法】

（一）临床实训

1. 收集和整理资料　将学生分成每 6 ~ 10 人一组，由带教老师选择典型病例，让学生通过问病史、体格检查获得病历资料，整理资料后，让学生查阅医疗病历，然后补充资料。

2. 讨论分析　学生通过讨论制订护理计划，并进行健康教育。

3. 实训报告　学生按要求撰写实训报告，老师批阅。

（二）儿科护理实训室模拟病房实训

如果没有条件进入医院病房实训，可组织学生在儿科护理实训室模拟病房观看

录像后实训，讨论分析后写出实训报告；或者讨论病例。

附：病例

患儿，男，10 个月。

家长主诉：稀便 2 天。

现病史：2 天前着凉后，患儿出现发热，体温 37.5 ℃左右，同时出现稀便，大便每天 10 余次，蛋花汤样，无黏液及脓血，没有腥臭味，伴有恶心，呕吐 2 次，呕吐物为胃内容物。患儿病后食欲下降，睡眠差，今日口渴明显，尿量明显减少，烦躁不安。

体格检查：体温 38 ℃、脉搏 90 次 / 分、呼吸 25 次 / 分、体重 10 kg，发育正常，营养中等，脱水外貌，神志清。皮肤黏膜无黄染，皮肤干燥，弹性差，浅表淋巴结未触及，头颅无畸形，前囟凹陷，眼窝凹陷，口唇干燥，咽部稍充血，颈软，双肺呼吸音清，心脏听诊未闻及病理性杂音，腹软，肝、脾肋下未触及，肠鸣音活跃。脊柱、四肢无畸形，生理反射存在，病理反射未引出。

实验室检查：

1. 血常规 （－）。
2. 尿常规 （－）。
3. 粪常规 稀便，白细胞少许，脓球（－）。
4. 粪轮状病毒抗原 （++）。
5. 粪细菌培养 （－）。
6. 电解质 血钠：135 mmol/L，血钾：3.85 mmol/L。

诊断：轮状病毒肠炎并中度等渗性脱水。

治疗：患儿治疗经过如下。

1. 补液。
2. 干扰素肌内注射。
3. 口服蒙脱石散、乳酸菌素。

经上述治疗 2 天后，大便次数减少，5 天后痊愈。

二、腹泻患儿的护理实训报告

班级　　　　姓名　　　　学号

【护理评估】

1. 写出各个护理问题的依据。

2. 写出需要进一步收集的资料及其收集方法。

【护理诊断】

将护理问题进行排序。

【护理计划】

日期	护理诊断	预期目标	护理措施	评价	签名

【健康教育】

【思考题】

1. 轻型腹泻与重型腹泻的主要区别点是

A. 发热、呕吐　　B. 每日大便可达 10 余次

C. 大便黏液多，腥臭　　D. 大便镜检有大量脂肪滴

E. 水、电解质紊乱或酸中毒

2. 当婴儿腹泻脱水和酸中毒基本纠正后，突然发生惊厥应首先考虑

A. 低钠血症　　B. 低钙血症　　C. 低血糖

D. 低钾血症　　E. 低镁血症

3. 秋季腹泻最常见的病原体是

A. 致病性大肠埃希菌　　B. 轮状病毒　　C. 空肠弯曲菌

D. 伤寒沙门菌　　E. 腺病毒

4. 患儿，男，1 岁，腹泻、呕吐 4 ~ 5 天，12 小时无尿。体检：神志模糊，面色苍白，口唇樱桃红色，呼吸深快，前囟、眼窝深凹，无泪，皮肤弹性差，四肢冷，脉搏细弱。护士应协助医生给予的紧急治疗是

A. 1∶1 含钠液 20 ml/kg，静脉注射

B. 3∶2∶1 含钠液 180 ml/kg，静脉滴注

C. 3∶1 含钠液 150 ml/kg，静脉滴注

D. 2∶1 等张含钠液 20 ml/kg，静脉注射

E. 4% $NaHCO_3$ 50 ml/kg，静脉注射

（5—7 题共用题干）

患儿，女，8 个月，腹泻 3 天，无尿 6 小时，大便每天 10 余次，精神极度萎靡，呼吸深快，皮肤弹性极差，口腔黏膜干燥，前囟、眼窝深陷，口唇樱桃红色，四肢厥冷。血生化检查：血钾 3.0 mmol/L，血钠 138 mmol/L，HCO_3^- 14 mmol/L。

5. 护士对其身体评估后，诊断该患儿脱水的程度是

A. 无脱水　　B. 轻度脱水　　C. 中度脱水

D. 重度脱水　　E. 极重度脱水

6. 该患儿脱水的性质是

A. 极低渗脱水　B. 低渗脱水　C. 等渗脱水

D. 高渗脱水　E. 极高渗脱水

7. 该患儿的酸碱平衡紊乱类型是

A. 代谢性酸中毒　B. 代谢性碱中毒　C. 呼吸性酸中毒

D. 呼吸性碱中毒　E. 混合性酸碱平衡紊乱

（8—10 题共用题干）

患儿，男，11 个月，因呕吐、腹泻 3 天来院，初步诊断为婴儿腹泻伴脱水。

8. 考虑该患儿为等渗性脱水，补液治疗首选的液体是

A. 等张含钠液　B. 1/2 张含钠液　C. 1/3 张含钠液

D. 1/4 张含钠液　E. 1/5 张含钠液

9. 患儿经 6 小时补液治疗后，脱水基本纠正，开始排尿，但又出现精神萎靡、腹胀、肠鸣音减弱、心音低钝，护士考虑该患儿可能是

A. 低钙血症　B. 低钾血症　C. 低镁血症

D. 低钠血症　E. 酸中毒未纠正

10. 如患儿需补充 10%氯化钾 6 ml，护士稀释时需要的溶液量至少为

A. 50 ml　B. 100 ml　C. 150 ml

D. 200 ml　E. 250 ml

（李明合　金　喻）

临床实训六　先天性心脏病患儿的护理

一、实训指导

【实训目的】

1. 运用护理程序对先天性心脏病患儿进行有效护理。

2. 制订对患儿的护理计划。

3. 培养学生的临床护理思维能力。

4. 培养学生对工作认真负责、对患儿关心和爱护的态度。

5. 对患儿和（或）家长进行健康教育。

【实训地点及学时】

医院儿科病房或儿科护理实训室模拟病房。2 学时。

【实训流程】

1. 收集和整理资料。通过问病史、体格检查、查阅医疗病历等获得资料，并进行整理、补充。

2. 讨论并提出护理问题。

3. 制订护理计划。

4. 对患儿和（或）家长进行针对性的健康教育指导。

【实训用物准备】

选择病房典型病例，先天性心脏病患儿的视频资料，护生的工作服、帽子、口罩、听诊器等。

【实训方法】

（一）临床实训

1. 收集和整理资料　将学生分成 6 ～ 10 人一组，由带教老师选择典型病例，让学生通过问病史、体格检查获得病历资料，整理资料后，让学生查阅医疗病历，然后补充资料。

2. 讨论分析　学生通过讨论制订护理计划，并进行健康教育。

3. 实训报告　学生按要求写出实训报告，老师批阅。

（二）儿科护理实训室模拟病房实训

如果没有条件进入医院病房实训，可组织学生在儿科护理实训室模拟病房观看

录像后实训，讨论分析后写出实训报告；或者讨论病例。

附：病例

患儿，男，4岁，平时活动后气急、多汗，哭闹或屏气后出现口周青紫，经常患上呼吸道感染、肺炎，近3天因发热、咳嗽，上述症状加重而就诊。查体：生长发育落后于同龄儿。无发绀，肺呼吸音粗，心前区稍隆起，胸骨左缘3～4肋间闻及Ⅲ～Ⅴ级粗糙的全收缩期杂音。肺动脉第二心音增强。医生以先天性心脏病合并心力衰竭收入院。

二、先天性心脏病患儿的护理实训报告

班级　　　　　　　　　　姓名　　　　　　　　　　学号

【护理评估】

1. 写出各个护理问题的依据。

2. 写出需要进一步收集的资料及其收集方法。

【护理诊断】

将护理问题进行排序。

【护理计划】

日期	护理诊断	预期目标	护理措施	评价	签名

【健康教育】

【思考题】

1. 护理法洛四联症患儿时，为防止血液黏稠导致血栓栓塞，应特别强调

A. 多饮水　B. 少活动　C. 加强营养
D. 卧床休息　E. 多食粗纤维食物

2. 右向左分流的先天性心脏病有

A. 房间隔缺损　B. 室间隔缺损　C. 动脉导管未闭
D. 主动脉狭窄　E. 法洛四联症

3. 胚胎发育中心脏形成的关键时期是

A. 10 ~ 20 周　B. 8 ~ 18 周　C. 5 ~ 12 周
D. 3 ~ 10 周　E. 2 ~ 8 周

4. 法洛四联症的畸形**不包括**

A. 肺动脉狭窄　B. 室间隔缺损　C. 右心室肥厚
D. 动脉导管未闭　E. 主动脉骑跨

5. 法洛四联症最早出现且主要的表现是

A. 青紫　B. 蹲踞　C. 晕厥
D. 呼吸困难　E. 发育延迟

6. 出现下半身青紫和周围血管征的先天性心脏病是

A. 房间隔缺损　B. 室间隔缺损　C. 动脉导管未闭
D. 法洛四联症　E. 肺动脉狭窄

7. 胸骨左缘第 3 ~ 4 肋间Ⅳ级粗糙的全收缩期杂音伴震颤常见于

A. 房间隔缺损　B. 室间隔缺损　C. 动脉导管未闭
D. 法洛四联症　E. 肺动脉狭窄

（8—11 题共用题干）

患儿，女，2 岁。自幼皮肤、黏膜青紫，生长发育落后于同龄儿，3 天前因上呼吸道感染出现发热、咳嗽。查体：体温 38.5 ℃，口唇发绀，咽部充血，双肺无干、湿啰音，脉搏 136 次 / 分，胸骨左缘 2 ~ 4 肋间闻及Ⅱ ~ Ⅲ级喷射性收缩期杂音，指（趾）端发绀明显，有杵状指。

8. 该患儿可能的医疗诊断是

A. 室间隔缺损　B. 房间隔缺损
C. 动脉导管未闭　D. 法洛四联症
E. 肺动脉狭窄

9. 患儿拟做胸部 X 线检查，护士预计可能的 X 线征象是

A. 肺野充血　B. 肺血管影增粗，肺动脉段突出
C. 左、右心室扩大　D. 纹理增粗，有斑片状阴影
E. 心尖钝圆上翘，肺动脉凹陷，呈靴状心影

10. 患儿入院后1小时，因哭闹后突然晕厥、抽搐，护士意识到可能出现了

A. 脑缺氧发作　　B. 脑脓肿　　C. 脑血栓

D. 中毒性脑病　　E. 脑出血

11. 此时护士应首先采取的措施是

A. 吸氧　　B. 镇静　　C. 置胸膝卧位

D. 报告医生　　E. 准备吗啡、普萘洛尔等抢救药品

（12—14题共用题干）

患儿，男，出生3天，下肢青紫明显。体检：胸骨左缘第2肋间有响亮的连续性机器样杂音，胸部X线检查示肺血增多。

12. 最可能的诊断是

A. 房间隔缺损　　B. 室间隔缺损　　C. 动脉导管未闭

D. 肺动脉瓣狭窄　　E. 法洛四联症

13. 首选治疗药物是

A. 抗生素　　B. 利尿剂　　C. 氧气吸入

D. 吲哚美辛　　E. 血管扩张剂

14. 重要的护理措施是

A. 避免哭闹　　B. 拍背、吸痰　　C. 雾化吸入

D. 增减衣服　　E. 空气新鲜，环境安静

（李明合　金　喻）

临床实训七　急性肾小球肾炎患儿的护理

一、实训指导

【实训目的】

1. 运用护理程序对急性肾小球肾炎患儿的护理患儿进行有效护理。
2. 制订对患儿的护理计划。
3. 培养学生的临床护理思维能力。
4. 培养学生对工作认真负责、对患儿关心和爱护的态度。
5. 对患儿和（或）家长进行健康教育。

【实训地点及学时】

医院儿科病房或儿科护理实训室模拟病房。2学时。

【实训流程】

1. 收集和整理资料。通过问病史、体格检查、查阅医疗病历等获得资料，并进行整理、补充。
2. 讨论并提出护理问题。
3. 制订护理计划。
4. 对患儿和（或）家长进行针对性的健康教育指导。

【实训用物准备】

选择病房典型病例，急性肾小球肾炎患儿的视频资料，护生的工作服、帽子、口罩、听诊器等。

【实训方法】

（一）临床实训

1. 收集和整理资料　将学生分成6～10人一组，由带教老师选择典型病例，让学生通过问病史、体格检查获得病历资料，整理资料后，让学生查阅医疗病历，然后补充资料。
2. 讨论分析　学生通过讨论制订护理计划，并进行健康教育。
3. 实训报告　学生按要求写出实训报告，老师批阅。

（二）儿科护理实训室模拟病房实训

如果没有条件进入医院病房实训，可组织学生在儿科护理实训室模拟病房观看

录像后实训，讨论分析后写出实训报告；或者讨论病例。

附：病例

患儿，男，5岁。1周前摔倒，左前臂、右膝关节等多处皮肤擦伤、软组织损伤。2天来眼睑水肿，尿少，食欲缺乏，排洗肉水样尿2次，前来就诊。查体：体温37.9 ℃，脉搏85次/分，呼吸20次/分，血压150/110 mmHg，眼睑水肿，尿少，呈洗肉水样，心、肺正常，下肢非凹陷性水肿。尿常规：尿蛋白（++），大量红细胞，少量白细胞和管型。

二、急性肾小球肾炎患儿的护理实训报告

班级　　　　　　　　姓名　　　　　　　　学号

【护理评估】

1. 写出各个护理问题的依据。

2. 写出需要进一步收集的资料及其收集方法。

【护理诊断】

将护理问题进行排序。

【护理计划】

日期	护理诊断	预期目标	护理措施	评价	签名

【健康教育】

【思考题】

1. 8 岁男孩，感冒 1 周后，出现食欲减退，乏力，水肿，少尿，体温 38 ℃，血压正常，其主要的护理诊断是

A. 体温升高　　B. 体液过多　　C. 营养不足

D. 活动无耐力　　E. 知识缺乏

2. 急性肾炎小儿可以上学的标准是

A. 尿常规正常　　B. 红细胞沉降率正常

C. 血压正常　　D. 12 小时尿沉渣计数正常

E. 血尿消失

3. 急性肾炎应用青霉素的主要目的是

A. 控制肾的炎症　　B. 预防肾炎症的进一步发展

C. 清除病灶残存的链球菌　　D. 抑制肾的免疫反应

E. 以上均不是

4. 小儿肾病综合征多见的类型是

A. 肾炎性　　B. 单纯性　　C. 先天性

D. 继发性　　E. 混合性

5. 单纯肾病临床特征中主要的一项是

A. 大量蛋白尿　　B. 低蛋白血症　　C. 高度水肿

D. 高胆固醇血症　　E. 血尿

6. 患儿，男，14 岁，高度水肿，血浆蛋白 24 g/L（2.4 g/dl），白蛋白 16 g/L（1.6 g/dl），尿蛋白（+++），血红蛋白 70 g/L（7g/dl），血压 10.7/8.0 kPa（80/60 mmHg），治疗中首选方法是

A. 输白蛋白　　B. 输全血　　C. 使用糖皮质激素

D. 使用利尿剂　　E. 使用左旋咪唑

7. 患儿，女，7 岁，因水肿、尿少 3 ~ 4 天入院。体检：眼睑水肿。尿检：蛋白（+），红细胞（++）。血压 140/100 mmHg，可能诊断为

A. 急性肾炎　　B. 尿路感染　　C. 单纯性肾病

D. 肾炎性肾病　　E. 急进性肾炎

8. 患儿，男，10 岁，反复水肿半年。尿常规：蛋白（+++ ~ ++++），红细胞 8 ~ 18/HP，血尿素氮 10.8 mmol/L（30 mg/dl），血清总蛋白 40 g/L（4 g/dl），白蛋白 15 g/L（1.5 g/dl），血压 150/100 mmHg，诊断考虑为

A. 急性链球菌感染后肾炎　　B. 肾炎性肾病

C. 病毒性肾炎　　D. 急进性肾炎

E. 单纯性肾病

（李明合　王　倩）

临床实训八　营养性缺铁性贫血患儿的护理

一、实训指导

【实训目的】

1. 运用护理程序对贫血患儿进行有效护理。

2. 制订对患儿的护理计划。

3. 培养学生的临床护理思维能力。

4. 培养学生对工作认真负责、对患儿关心和爱护的态度。

5. 对患儿和（或）家长进行健康教育。

【实训地点及学时】

医院儿科病房或儿科护理实训室模拟病房。2 学时。

【实训流程】

1. 收集和整理资料。通过问病史、体格检查、查阅医疗病历等获得资料，并进行整理、补充。

2. 讨论并提出护理问题。

3. 制订护理计划。

4. 对患儿和（或）家长进行针对性的健康教育指导。

【实训用物准备】

选择病房典型病例，贫血患儿的视频资料，护生的工作服、帽子、口罩、听诊器等。

【实训方法】

（一）临床实训

1. 收集和整理资料　将学生分成 6 ~ 10 人一组，由带教老师选择典型病例，让学生通过问病史、体格检查获得病历资料，整理资料后，让学生查阅医疗病历，然后补充资料。

2. 讨论分析　学生通过讨论制订护理计划，并进行健康教育。

3. 实训报告　学生按要求写出实训报告，老师批阅。

（二）儿科护理实训室模拟病房实训

如果没有条件进入医院病房实训，可组织学生在儿科护理实训室模拟病房观看

录像后实训，讨论分析后写出实训报告；或者讨论病例。

附：病例

患儿，女，7岁。

家长主诉：间断面色苍黄7个月余。

现病史：8个月前因父亲去世，心情抑郁而出现食欲差，饭量减少，挑食，很少吃蔬菜及肉类，随后渐出现面色苍黄，并逐渐加重，伴疲乏、多汗、不爱活动，无头晕、头痛，无发热、咳嗽、恶心、呕吐、腹痛，无皮肤、黏膜出血。曾在当地医院肌内注射维生素 B_{12}，口服葡萄糖酸亚铁等，症状好转，未坚持治疗。1个月前上述症状又出现并逐渐加重。发病以来精神差，大、小便正常。

体格检查：体温36.7 ℃、脉搏96次/分，呼吸25次/分，体重18 kg，神志清，精神差，面色苍黄。全身皮肤、黏膜无黄染及出血点，浅表淋巴结未触及肿大。眼结膜苍白，口唇苍白，咽不红。双肺呼吸音清，未闻及啰音。心界不大，心率96次/分，律齐，心音可，未闻及杂音。腹软，无压痛及反跳痛，肝、脾肋下未触及。指（趾）甲床苍白。生理反射存在，病理反射未引出。

实验室检查：

1. 血常规　网织红细胞2.4%。
2. 尿常规　（－）。
3. 粪常规　（－）。
4. 肝功能　（－）。
5. 肾功能　（－）。
6. 腹部B超　（－）。
7. 心脏常规摄片　心脏未见明显异常，双肺未见活动性病变。
8. 上消化道钡餐透视　慢性胃炎；十二指肠球部溃疡。
9. 血清铁　8 μmol/L。
10. 胃液含铁血黄素颗粒检查　（－）。

诊断：

1. 缺铁性贫血。
2. 慢性胃炎。
3. 十二指肠球部溃疡。

治疗：本案例治疗经过如下。

1. 注意营养，纠正不合理的饮食习惯。

2. 口服铁剂治疗。富血素3片/次，3次/日（一片富血素含元素铁15 mg），同时口服维生素C 0.2 g，3次/日，促进铁剂吸收。

3. 去除影响铁吸收、利用和可能导致慢性失血的原因，即治疗慢性胃炎及十二指肠溃疡，静脉滴注西咪替丁0.1 g，q12 h，1周后改为口服，口服蒙脱石散及阿莫西林 0.25 g，3 次 / 日。

4. 改善消化功能，服儿康宁（中成药，参苓白术散）10 ml，3 次 / 日。

治疗近 2 周，患儿精神好转，食欲改善，面色较前红润。复查血常规：红细胞 3.35×10^{12}/L，血红蛋白 76 g/L，平均红细胞体体积 83.6 fl，平均红细胞血红蛋白含量 22.7 pg。家长要求出院，嘱出院后继续口服以上药物，定期门诊复查。

二、营养性缺铁性贫血患儿的护理实训报告

班级　　　　　　　　姓名　　　　　　　　学号

【护理评估】

1. 写出各个护理问题的依据。

2. 写出需要进一步收集的资料及其收集方法。

【护理诊断】

将护理问题进行排序。

【护理计划】

日期	护理诊断	预期目标	护理措施	评价	签名

【健康教育】

【思考题】

1. “生理性贫血”主要发生于

A. 出生后 1 个月　　B. 出生后 2 ~ 3 个月

C. 5 ~ 6 岁　　D. 8 ~ 9 岁

E. 1 岁左右

2. 根据 WHO 标准，6 个月 ~ 6 岁小儿贫血的定义是血红蛋白数值低于

A. 80 g/L　　B. 90 g/L　　C. 100 g/L

D. 110 g/L　　E. 120 g/L

3. 小儿贫血中最常见的是

A. 营养性缺铁性贫血　　B. 巨幼红细胞贫血

C. 营养感染性贫血　　D. 溶血性贫血

E. 再生障碍性贫血

4. 营养性缺铁性贫血最主要的病因是

A. 贮铁不足　　B. 铁摄入不足

C. 生长发育快　　D. 铁的吸收利用障碍

E. 铁的丢失过多

5. 营养性缺铁性贫血小儿治疗方案最佳的是

A. 10%枸橼酸铁铵、维生素 C、添加牛奶

B. 10%枸橼酸铁铵、维生素 B_{12}、添加鸡蛋

C. 硫酸亚铁、维生素 B_{12}、添加鸡蛋

D. 硫酸亚铁、维生素 C

E. 叶酸、维生素 B_{12}

6. 营养性缺铁性贫血患儿经铁剂治疗后停药指征为

A. 面色特红，精神、食欲好转

B. 血红蛋白及红细胞恢复正常

C. 血红蛋白及红细胞恢复正常后 2 个月

D. 网织红细胞升高后 1 ~ 2 个月

E. 网织红细胞正常

7. 小儿口服铁剂的最佳时间是

A. 餐前　　B. 餐时　　C. 餐后

D. 两餐之间　　E. 随意

（8—10 题共用题干）

9 个月婴儿，母乳喂养，未添加辅食，面色苍白，易烦躁啼哭，时有腹泻，肝、脾轻度大。查血红蛋白 56 g/L，红细胞 3.5×10^{12} /L，白细胞 10×10^{9} /L。

8. 该患儿最可能的诊断是

A. 营养性缺铁性贫血　　B. 巨幼红细胞贫血

C. 营养性混合性贫血　　D. 再生障碍性贫血

E. 急性白血病

9. 该患儿主要的护理诊断为

A. 营养失调（低于机体需要量）　　B. 有感染的危险

C. 生长发育改变　　D. 活动无耐力

E. 知识缺乏

10. 该患儿的贫血程度是

A. 轻度　　B. 中度　　C. 重度

D. 极重度　　E. 无贫血

（李明合　王　倩）

临床实训九　化脓性脑膜炎患儿的护理

一、实训指导

【实训目的】

1. 运用护理程序对化脓性脑膜炎患儿进行有效护理。

2. 制订对患儿的护理计划。

3. 培养学生的临床护理思维能力。

4. 培养学生对工作认真负责、对患儿关心和爱护的态度。

5. 对患儿和（或）家长进行健康教育。

【实训地点及学时】

医院儿科病房或儿科护理实训室模拟病房。2 学时。

【实训流程】

1. 收集和整理资料。通过问病史、体格检查、查阅医疗病历等获得资料，并进行整理、补充。

2. 讨论并提出护理问题。

3. 制订护理计划。

4. 对患儿和（或）家长进行针对性的健康教育指导。

【实训用物准备】

选择病房典型病例，化脓性脑膜炎患儿的视频资料，护生的工作服、帽子、口罩、听诊器等。

【实训方法】

（一）临床实训

1. 收集和整理资料　将学生分成 6 ~ 10 人一组，由带教老师选择典型病例，让学生通过问病史、体格检查获得病历资料，整理资料后，让学生查阅医疗病历，然后补充资料。

2. 讨论分析　学生通过讨论制订护理计划，并进行健康教育。

3. 实训报告　学生按要求写出实训报告，老师批阅。

（二）儿科护理实训室模拟病房实训

如果没有条件进入医院病房实训，可组织学生在儿科护理实训室模拟病房观看

录像后实训，讨论分析后写出实训报告；或者讨论病例。

附：病例

患儿，女，4个月零6天，“间断发热半个月”就诊。患儿于半个月前无明显诱因出现间断性发热，体温最高达39.6 ℃，伴有轻微咳嗽，无喘息，伴有抽搐数次，表现为双眼凝视上翻，口唇发绀，右侧肢体不自主抖动，病后曾在当地医院住院治疗4天（具体诊疗不详），疗效不佳，患儿逐渐昏迷，伴有呼吸困难，转入上一级医院治疗。

体格检查：体温38.8 ℃，脉搏110次/分，呼吸23次/分。昏迷状，烦躁不安，呼吸平稳，双侧瞳孔等大、等圆，对光反射存在，前囟紧张，颈强直，克尼格征、布鲁辛斯基征可疑；咽部充血，双肺听诊呼吸音粗糙，可闻及少许痰鸣音。心音有力，心律整齐，未闻及明显杂音。腹平软，肝、脾肋下未触及，四肢活动自如，病理征未引出。

辅助检查：

1. 脑脊液　①常规检查：外观微浑浊，潘氏试验阳性，细胞数800×10^6/L，中性粒细胞76%，淋巴细胞24%；②脑脊液生化检查：蛋白质3.3 g/L，葡萄糖1.40 mmol/L，氯化物110.1 mmol/L。

2. 头颅CT　左侧顶叶低密度灶、脑萎缩。

3. 血常规检查　白细胞13.1×10^9/L，中性粒细胞77%，淋巴细胞23%，红细胞3.45×10^{12}/L，血红蛋白87 g/L。

二、化脓性脑膜炎患儿的护理实训报告

班级　　　　　　　　姓名　　　　　　　　学号

【护理评估】

1. 写出各个护理问题的依据。

2. 写出需要进一步收集的资料及其收集方法。

【护理诊断】

将护理问题进行排序。

【护理计划】

日期	护理诊断	预期目标	护理措施	评价	签名

【健康教育】

【思考题】

1. 给婴幼儿做腰椎穿刺时进针位置应在

A. 第 1 ～ 2 腰椎间隙　　B. 第 2 ～ 3 腰椎间隙

C. 第 3 ～ 4 腰椎间隙　　D. 第 4 ～ 5 腰椎间隙

E. 平第 1 腰椎

2. 新生儿化脓性脑膜炎最常见的致病菌为

A. 脑膜炎球菌　　B. 肺炎链球菌　　C. 流感嗜血杆菌

D. 大肠埃希菌　　E. 溶血性链球菌

3. 80%小儿病毒性脑膜炎、脑炎的病原体为

A. 肠道病毒　　B. 虫媒病毒　　C. 腮腺炎病毒

D. 疱疹病毒　　E. 腺病毒

4. 确诊化脓性脑膜炎的主要依据是

A. 病史　　B. 临床表现　　C. 头颅 CT

D. 脑部超声检查　　E. 脑脊液病原学检查

5. 9 个月女婴，因“发热 3 天，抽搐 3 次”来诊。诊断为化脓性脑膜炎，脑脊液培养结果为肺炎链球菌阳性，应首选的药物为

A. 青霉素　　B. 红霉素　　C. 氯霉素

D. 庆大霉素　　E. 头孢呋辛钠

（李明合　王　倩）

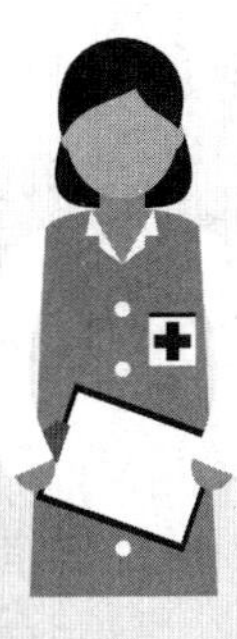

第四部分　附　　录

附录一　儿科护理实训教学大纲

一、实训课程简介

按照高等专科学校护理专业培养目标，儿科护理学的教学要求和目的是培养高质量的高等护理实践人才。专业实训即训练学生的基础护理和专科护理操作技能，为临床实践奠定基础。依据课时安排，实训课程的基本内容包括小儿体格测量方法、小儿营养喂养与辅食添加、小儿约束法、新生儿沐浴法、新生儿抚触法、小儿心肺复苏、小儿用药护理、临床常用液体配制、头皮静脉输液法、蓝光机使用法、温箱使用法、小儿护理评估、儿科“四大疾病”患儿的护理。

二、实训课程目标

通过本实训课程的学习，使学生加深对小儿解剖生理特点、预防保健措施及小儿日常生活护理的理解，培养其熟练掌握护理专业理论和基本技能，能运用所学知识对临床常见病、多发病患儿进行身心护理。

本实训课程注重培养学生在儿科临床诊治过程中的基本技能，以提高学生解决儿童及其家庭健康问题的能力。在教学工作中，注重培养学生的实践操作能力，提高学生综合素质。在职业道德方面培养学生具有人道主义精神，珍视生命、关爱患儿，具有科学素养、慎独精神、严谨求实的工作态度及符合职业道德标准的职业行为。学生在学习儿科护理学课程基础之上，能够树立终生学习理念，包括学习理论知识与实践技能，提高自主学习能力、评判性思维能力，增强创新意识及综合运用知识和技能解决实际问题的能力。

三、实训项目

（一）实训项目一：小儿体格测量方法

1. 实训项目学时　2 学时。
2. 实训项目类型　专业实训。
3. 实训项目内容　测量体重、身长、头围、胸围、囟门。
4. 实训项目学习要求

（1）运用知识：儿童体格发育常用评价指标。

（2）提高能力：掌握小儿体格生长主要指标的测量方法及评价。

5. 主要仪器设备与材料　软尺、测量板、婴儿磅秤、成人体重计。

6. 与理论课程的关系　第二章——生长发育及评价。

7. 考核方式与成绩评定　按实训报告要求考核。

（二）实训项目二：小儿营养喂养与辅食添加

1. 实训项目学时　2 学时。

2. 实训项目类型　专业实训。

3. 实训项目内容　辅食制作。

4. 实训项目学习要求

（1）运用知识：儿童营养学知识。

（2）提高能力：学会制作婴儿辅食（如米糊、蛋黄泥、苹果泥、菜泥、肝泥、肉泥、土豆泥、果汁、菜水等）。

5. 主要仪器设备与材料　食品原料（婴儿米粉、鸡蛋、苹果、菠菜、猪肝、猪肉、土豆、食盐等）、榨汁机、碗、勺子。

6. 与理论课程的关系　第三章——儿童营养与喂养。

7. 考核方式与成绩评定　按实训报告要求考核。

（三）实训项目三：小儿约束法、更换尿布法

1. 实训项目学时　2 学时。

2. 实训项目类型　专业实训。

3. 实训项目内容

（1）为小儿更换尿布，保持臀部皮肤的清洁、干燥、舒适，预防臀红及尿布皮炎。

（2）用包裹方法限制患儿活动，以利诊疗；保护躁动不安的患儿以免发生意外；保护伤口及敷料，以免抓伤或感染。

4. 实训项目学习要求

（1）运用知识：小儿解剖生理特点。

（2）提高能力：掌握为小儿更换尿布的技能；掌握小儿约束的技能；提高动手实践能力。

5. 主要仪器设备与材料

（1）适合的尿布、温水 1 盆、小毛巾、药物（如有需要）。

（2）大毛巾、约束带、沙袋。

6. 与理论课程的关系　第五教学单元——住院患儿的护理。

7. 考核方式与成绩评定　按小儿约束法实训报告要求考核。

（四）实训项目四：新生儿沐浴法、新生儿抚触法（自学）

1. 实训项目学时　2 学时。

2. 实训项目类型　专业实训。

3. 实训项目内容　新生儿沐浴法。

4. 实训项目学习要求

（1）运用知识：小儿解剖生理特点。

（2）提高能力：掌握小儿盆浴法的技能；提高动手实践能力。

5. 主要仪器设备与材料

（1）棉布类：尿布、衣服、大毛巾、毛巾被及包布、系带、面巾 3 块。

（2）护理盘：内备梳子、指甲刀、棉签、液状石蜡、75%乙醇、汞溴红鱼油、爽身粉、婴儿浴皂。

（3）浴盆，必要时备床单、被套、枕套、婴儿磅秤等。

6. 与理论课程的关系　第五教学单元——住院患儿的护理。

7. 考核方式与成绩评定　按操作评分标准考核。

（五）实训项目五：小儿心肺脑复苏（自学）

1. 实训项目学时　2 学时。

2. 实训项目类型　专业实训。

3. 实训项目内容　小儿心肺脑复苏。

4. 实训项目学习要求

（1）掌握心肺复苏的步骤及要点。

（2）了解心肺复苏的重要性。

5. 主要仪器设备与材料　小儿模型、心肺复苏评分仪器、纱布、抢救台。

6. 与理论课程的关系　第五教学单元——住院患儿的护理。

7. 考核方式与成绩评定　按心肺复苏评分仪器标准考核。

（六）实训项目六：小儿用药护理

1. 实训项目学时　2 学时。

2. 实训项目类型　专业实训。

3. 实训项目内容　小儿用药护理。

4. 实训项目学习要求

（1）学会按需要正确地分药。

（2）学会按需要正确地配药。

（3）学会小儿药物剂量计算。

5. 主要仪器设备与材料　研钵、药勺、分装纸、滴管、注射器、药品、0.5%聚维酮碘、棉签。

6. 与理论课程的关系　第五教学单元——住院患儿的护理。

7. 考核方式与成绩评定　按实训报告标准考核。

（七）实训项目七：临床常用液体配制

1. 实训项目学时　2 学时。

2. 实训项目类型　专业实训。

3. 实训项目内容　临床常用液体配制。

4. 实训项目学习要求

（1）学会临床常用混合液的配制。

（2）学会临床常用电解质液体的稀释。

（3）学会配制含氯化钾钾浓度小于0.3%的液体。

5. 主要仪器设备与材料　5%碳酸氢钠注射液（10 ml）、10%氯化钾注射液（10 ml）、0.9%氯化钠注射液（500 ml、250 ml、100 ml）、5%葡萄糖氯化钠注射液（500 ml、250 ml、100 ml）、10%葡萄糖氯化钠注射液（500 ml、250 ml、100 ml）、5%葡萄糖注射液（500 ml、250 ml、100 ml）、10%葡萄糖注射液（500 ml、250 ml、100 ml）、开放式输液瓶（500 ml、250 ml）、注射器（50 ml）、配液专用侧孔针头（12 ~ 16号）、砂轮、镊子、污物桶等。

6. 与理论课程的关系　第五教学单元——住院患儿的护理。

7. 考核方式与成绩评定　按实训报告标准考核。

（八）实训项目八：头皮静脉输液法

1. 实训项目学时　2学时。

2. 实训项目类型　专业实训。

3. 实训项目内容　通过小儿头皮静脉输液的方法，增加液体、营养，排除毒素。

4. 实训项目学习要求

（1）运用知识：小儿解剖生理特点；无菌操作原则；静脉输液法、注射术等。

（2）提高能力：掌握小儿头皮静脉输液的技能；提高动手实践能力。

5. 主要仪器设备与材料

（1）输液器、液体及药物。

（2）治疗盘：消毒液、棉签、弯盘、胶布、10 ml的注射器、棉球、硅胶管头皮针。

（3）其他：污物杯、剃刀、毛刷、肥皂、纱布、油布及治疗巾、输液架，必要时备沙袋或约束带。

6. 与理论课程的关系　第五教学单元——住院患儿的护理；第九教学单元——消化系统疾病患儿的护理。

7. 考核方式与成绩评定　按实训报告标准考核。

（九）实训项目九：蓝光机使用法（自学）

1. 实训项目学时　1学时。

2. 实训项目类型　专业实训。

3. 实训项目内容　蓝光照射技术。

4. 实训项目学习要求

（1）通过训练，熟练掌握蓝光照射治疗技术。

（2）通过操作考核。

5. 主要仪器设备与材料　光疗箱、眼罩、胶布、温度计、尿布、体温计、光疗牌、墨镜（工作人员用）。

6. 与理论课程的关系　第五教学单元——住院患儿的护理。

7. 考核方式与成绩评定　按操作评分标准考核。

（十）实训项目十：温箱使用法（自学）

1. 实训项目学时　1 学时。

2. 实训项目类型　专业实训。

3. 实训项目内容　温箱使用方法。

4. 实训项目学习要求

（1）通过训练，熟练掌握温箱的使用方法。

（2）通过操作考核。

5. 主要仪器设备与材料　温箱治疗仪、温度计、尿布、体温计、治疗牌。

6. 与理论课程的关系　第五教学单元——住院患儿的护理。

7. 考核方式与成绩评定　按操作评分标准考核。

（十一）实训项目十一：小儿护理评估（自学）

1. 实训项目学时　2 学时。

2. 实训项目类型　专业实训。

3. 实训项目内容　小儿护理评估。

4. 实训项目学习要求

（1）熟悉病史内容及检查内容。

（2）掌握儿科病史的采集及体格检查。

5. 主要仪器设备与材料　体重计、体温计、血压计、皮尺、身高测量器。

6. 与理论课程的关系　第五教学单元——住院患儿的护理。

（十二）实训项目十二：呼吸系统疾病患儿的护理

1. 实训项目学时　2 学时。

2. 实训项目类型　见习或者案例分析，讨论。

3. 实训项目内容

（1）支气管肺炎病例教学查房。

（2）护理评估（询问健康史，并分析病因；评估症状、体征；了解心理社会状况）。

（3）提出护理诊断。

（4）讨论护理措施。

（5）示教用氧方法：吸氧，雾化吸入，拍背，体位引流法。

4. 实训项目学习要求

（1）熟悉支气管肺炎的常见原因。

（2）掌握支气管肺炎患儿的临床表现及护理措施。

5. 与理论课程的关系　第八章——呼吸系统疾病患儿的护理。

（十三）实训项目十三：消化系统疾病患儿的护理

1. 实训项目学时　2 学时。

2. 实训项目类型　见习或者案例分析，讨论。

3. 实训项目内容

（1）小儿腹泻病例教学查房。

（2）护理评估（询问健康史，并分析病因；评估症状、体征；了解心理社会状况）。

（3）提出护理诊断。

（4）讨论护理措施。

（5）介绍臀部护理具体措施。

4. 实训项目学习要求

（1）掌握小儿腹泻的临床表现及护理措施。

（2）掌握脱水的临床表现。

5. 与理论课程的关系　第九章——消化系统疾病患儿的护理，第三节——腹泻。

（十四）实训项目十四：造血系统疾病患儿的护理

1. 实训项目学时　2 学时。

2. 实训项目类型　见习或者案例分析，讨论。

3. 实训项目内容

（1）缺铁性贫血病例教学查房。

（2）护理评估（询问健康史，并分析病因；评估症状、体征；了解心理社会状况）。

（3）提出护理诊断。

（4）讨论护理措施。

4. 实训项目学习要求

（1）熟悉缺铁性贫血的常见原因及护理诊断。

（2）掌握缺铁性贫血患儿的临床表现及护理措施。

5. 与理论课程的关系　第十二章——造血系统疾病患儿的护理。

（十五）实训项目十五：维生素 D 缺乏性佝偻病患儿的护理

1. 实训项目学时　2 学时。

2. 实训项目类型　见习或者案例分析，讨论。

3. 实训项目内容

（1）维生素 D 缺乏性佝偻病病例教学查房。

（2）护理评估（询问健康史，并分析病因；评估症状、体征；了解心理社会状况）。

（3）提出护理诊断。

（4）讨论护理措施。

4. 实训项目学习要求

（1）熟悉维生素 D 缺乏性佝偻病的常见原因及护理诊断。

（2）掌握维生素 D 缺乏性佝偻病患儿的临床表现及护理措施。

5. 与理论课程的关系　第七章——营养障碍性疾病患儿的护理，第三节——维生素 D 缺乏性佝偻病。

四、实训考核

（一）实训考核项目和比例

根据《儿科护理学》教学大纲，本课程重点考核学生动手能力、批评判性思维能力、解决问题的能力及操作能力等。实训成绩占期末总成绩的 20%，实训总评成绩 = 出勤 30% + 操作考核 30% + 实训报告完成 40%。

（二）考核项目评分依据

参照各实训项目操作步骤要求进行评分。

（三）实训考核结果反馈

①反馈实训考核项目学生成绩；②反馈学生操作、讨论、实训报告的质量及提高质量的建议。

（李明合　袁　露）

附录二　精选实训报告

请同学按要求书写报告，并沿左边虚线剪下后上交、存档。

营养性缺铁性贫血患儿的护理实训报告

班级　　　　　　　　　　　　姓名　　　　　　　　　　　　学号

【护理评估】

1. 写出各个护理问题的依据。

2. 写出需要进一步收集的资料及其收集方法。

【护理诊断】

将护理问题进行排序。

【护理计划】

日期	护理诊断	预期目标	护理措施	评价	签名

【健康教育】

腹泻患儿的护理实训报告

班级　　　　　　　　姓名　　　　　　　　学号

【护理评估】

1. 写出各个护理问题的依据。

2. 写出需要进一步收集的资料及其收集方法。

【护理诊断】

将护理问题进行排序。

【护理计划】

日期	护理诊断	预期目标	护理措施	评价	签名

【健康教育】

肺炎患儿的护理实训报告

班级　　　　姓名　　　　学号

【护理评估】

1. 写出各个护理问题的依据。

2. 写出需要进一步收集的资料及其收集方法。

【护理诊断】

将护理问题进行排序。

【护理计划】

日期	护理诊断	预期目标	护理措施	评价	签名

【健康教育】

维生素D缺乏性佝偻病患儿的护理实训报告

班级 姓名 学号

【护理评估】

1. 写出各个护理问题的依据。

2. 写出需要进一步收集的资料及其收集方法。

【护理诊断】

将护理问题进行排序。

【护理计划】

日期	护理诊断	预期目标	护理措施	评价	签名

【健康教育】

小儿液体疗法实训报告

班级 姓名 学号

【目的及要求】

【实训方法】

【思考题】

1. 说出 2∶1 液 180 ml、2∶3∶1 液 300 ml、4∶3∶2 液 450 ml、1∶3 液 200 ml 的组成、张力和用途。

2. 100 ml 液体中最多能加 10%的氯化钾多少毫升?

3. 判断：判断下列小儿输液计划是否正确，若错误，请指出错在哪里。

病例一：9 kg 小儿重度等渗性脱水补液。

（1）生理盐水 160 ml、1.4%碳酸氢钠 80 ml，静脉滴注，30 ~ 60 分钟内滴完。

（2）生理盐水 165 ml、5%葡萄糖 247.5 ml、1.4%碳酸氢钠 82.5 ml，静脉滴注，18 ~ 23 滴 / 分。

（3）生理盐水 225 ml、5%葡萄糖 450 ml，静脉滴注，9 ~ 13 滴 / 分。

病例二：10 kg 小儿中度等渗性脱水补液。

（1）生理盐水 200 ml、5%葡萄糖液 300 ml、1.4%碳酸氢钠 100 ml，静脉滴注，20 ~ 25 滴 / 分。

（2）生理盐水 200 ml、1.4% 碳酸氢钠 100 ml，静脉滴注，10 ~ 15 滴 / 分。

头皮静脉输液法实训报告

班级 姓名 学号

【目的及要求】

【头皮静脉穿刺中的注意事项】

【小儿头皮静脉输液常选用的静脉】

【小儿头皮静脉输液的操作步骤】

小儿用药护理实训报告

班级 姓名 学号

【目的及要求】

【操作步骤】

【注意事项】

【思考题】

1. 某药每片 0.1 g，患儿每次 0.06 g，每日 3 次。如何分药？（备有研钵、药杯、药袋）

2. 庆大霉素每支 8 万 U（2 ml），需 3 万 U，怎么配药？（备有生理盐水和 5 ml 注射器）

3. 从青霉素（每支 80 万 U）中取出 15 万、16 万、17 万、18 万、19 万、20 万 U。（备有生理盐水和 5 ml 注射器）

4. 6 个月小儿需配制多少青霉素，每次用多少，怎么配制？（小儿青霉素剂量及用法：每日 2.5 ～ 5 万 U/kg，每日 2 次。青霉素规格：每支 80 万 U）

5. 2 岁小儿用头孢唑林，每次用多少，怎么配制？（儿童常用剂量：每日 50 ～ 100 mg/kg，分 2 ～ 3 次。头孢唑林规格：每支 0.5 g）

6. 判断下列医嘱是否正确，若有错误，请指出，并改正。

（1）1 岁小儿，用庆大霉素肌内注射，每次 4 万 U，每日 2 次。

（2）新生儿，用地西泮 1 mg，立即注射止惊。

（3）某药物的服用方法是每次 25 mg/kg，3 次 / 日。体重 8 kg 的小儿每日应用药总量为 200 mg。

奶方配制及辅食添加实训报告

班级　　　　　　　　　　　　　姓名　　　　　　　　　　　　　学号

【目的及要求】

【配制 8%的糖牛奶（用全脂奶粉）】

【苹果汁的制作】

【米糊的制作】

【香蕉泥的制作】

【思考题】

1. 婴儿期总的能量需要量为

A. 100 kJ/（kg · d） B. 110 kJ/（kg · d）

C. 100 kcal/（kg · d） D. 110 kcal/（kg · d）

E. 460 kcal/（kg · d）

2. 3 个月婴儿，体重 5 kg，人工喂养儿，最佳奶方为

A. 鲜牛奶 450 ml，糖 50 g，水 100 ml

B. 鲜牛奶 550 ml，糖 44 g，水 200 ml

C. 鲜牛奶 550 ml，糖 30 g，水 200 ml

D. 鲜牛奶 600 ml，糖 48 g，水 300 ml

E. 鲜牛奶 600 ml，糖 44 g，水 100 ml

3. 8%糖牛奶 100 ml 能产热

A. 100 kJ B. 200 kJ C. 100 kcal

D. 200 kcal E. 300 kcal

4. 添加辅食**不正确**的是

A. 2 个月加鱼肝油滴剂 B. 3 个月加瘦肉末

C. 4 个月加动物血 D. 5 个月加蛋黄

E. 11 个月加碎菜

5. 患儿，女，10 个月，母乳喂养，6 个月开始添加辅食，小儿生长发育良好，家长询问小儿断奶的最佳月龄，正确的是

A. 4 ～ 5 个月 B. 6 ～ 7 个月

C. 8 ～ 9 个月 D. 10 ～ 12 个月

E. 14 ～ 16 个月

小儿体格测量及评估实训报告

班级 姓名 学号

【目的及要求】

【小儿体格测量结果及其评估】

【思考题】

1. 一小儿出生体重为 3.2 kg，生后 6 个月的体重应该是

A. 6.0 kg B. 6.2 kg C. 6.8 kg

D. 7.0 kg E. 7.4 kg

2. 3 岁小儿的平均身长是

A. 71 cm B. 75 cm C. 81 cm

D. 85 cm E. 91 cm

3. 一母亲来儿童保健门诊咨询，其儿子 16 个月应有的牙齿数是

A. 4 ~ 6 个 B. 7 ~ 9 个 C. 10 ~ 12 个

D. 13 ~ 15 个 E. 16 ~ 18 个

4. 下列 5 岁小儿生长发育指标中属于不正常的是

A. 体重 18 kg B. 身高 105 cm C. 乳牙 20 个

D. 前囟门已闭合 E. 上部量等于下部量

5. 一健康小儿体重 18.5 kg，身高 106 cm。其年龄约为

A. 3 岁　　B. 4 岁　　C. 5 岁
D. 6 岁　　E. 7 岁

6. 一健康小儿，体重 9.2 kg，身长 75 cm，头围 46 cm，胸围 46 cm，牙齿 8 个，其年龄是

A. 8 个月　　B. 10 个月　　C. 12 个月
D. 16 个月　　E. 18 个月

7. 一正常小儿体重 8.2 kg，身高 68 cm，出牙 2 个，能独坐会爬，但不会走，会学说“爸”“妈”。该小儿的年龄是

A. 4 个月　　B. 8 个月　　C. 12 个月
D. 18 个月　　E. 24 个月

（8—10 题共用题干）

患儿，男，5 岁。体重 12 kg，身高 97 cm，经常烦躁不安，皮肤干燥苍白，腹部皮下脂肪 0.3 cm，肌肉松弛。

8. 护士判断该患儿是

A. 轻度营养不良　　B. 中度营养不良　　C. 重度营养不良
D. 营养不良性贫血　　E. 中度脱水

9. 该患儿次日起床后，突然出现面色苍白，出汗，脉搏细弱，肢体冰冷，意识模糊，护士首先应考虑该患儿发生了

A. 心力衰竭　　B. 低血糖　　C. 脱水
D. 低血钙　　E. 缺氧

10. 此时，首先应做的治疗是

A. 缓慢静脉注射 25%葡萄糖　　B. 输入生理盐水
C. 给予强心药　　D. 补钙
E. 吸氧

附录三　思考题参考答案

基础实训一　1. E　2. E　3. C　4. E　5. C　6. C　7. B　8. C　9. B　10. A

基础实训二　1. C　2. B　3. C　4. B　5. D

基础实训三　（略）

基础实训四　1. A　2. C　3. B

基础实训五　（略）

基础实训六　1. B　2. E　3. D　4. D　5. A　6. A　7. A　8. B　9. B　10. A　11. C

基础实训七　1. BC　2. E　3. C　4. D　5. B

基础实训八　1. B　2. A　3. D

基础实训九　1. E　2. A

基础实训十　1. D　2. C　3. D　4. C

基础实训十一　1. B　2. B　3. B

基础实训十二　1. A　2. E　3. E

基础实训十三　1. E　2. A　3. D

基础实训十四　1. D　2. B

基础实训十五　1. B　2. C　3. A　4. A

基础实训十六　1. E　2. D　3. C　4. D　5. A

基础实训十七　1. A　2. E

基础实训十八　1. E　2. C　3. D　4. E

基础实训十九　1. E　2. C　3. D　4. B　5. D

基础实训二十　1. B　2. C　3. A　4. B

基础实训二十一　1. A　2. B　3. ABCD　4. 1 m　5 m　5. 调节流量　导管　氧开关　6. 0.5 MPa（5 kg/cm^2）　7. 冷开水　蒸馏水　20% ~ 30%乙醇

基础实训二十二　1. C　2. D　3. C　4. E　5. ABCDE

基础实训二十三　1. B　2. E　3. B　4. C　5.（略）

基础实训二十四　1. C　2. A　3. C　4. ABCDE　5. 患儿鼻尖到耳垂之间的距离　6. 气管切开处　口（鼻）部

基础实训二十五　1. A　2. D　3. B　4. D

基础实训二十六　1. E　2. BCD　3. E　4. D　5. A

基础实训二十七　1. AB　2. D　3. E　4. A　5. C

临床实训一　1. B　2. E　3. E　4. C　5. C

临床实训二　1. D　2. A　3. C　4. D　5. E　6. C　7. A　8. E　9. E　10. D　11. D

临床实训三　1. E　2. D　3. D　4. B　5. E　6. C　7. B　8. B　9. D　10. B　11. E　12. D

临床实训四　1. E　2. D　3. B　4. A　5. D　6. A　7. C　8. A　9. B　10. D　11. D　12. C　13. E

临床实训五　1. E　2. B　3. B　4. D　5. D　6. C　7. A　8. B　9. B　10. D

临床实训六　1. A　2. E　3. E　4. D　5. A　6. C　7. B　8. D　9. E　10. A　11. C　12. D　13. D　14. A

临床实训七　1. B　2. B　3. C　4. B　5. C　6. C　7. A　8. E

临床实训八　1. B　2. D　3. A　4. B　5. D　6. C　7. D　8. A　9. D　10. C

临床实训九　1. D　2. D　3. A　4. E　5. A

主要参考文献

[1] 李明合 . 儿科护理学 [M]. 上海：上海交通大学出版社，2015.
[2] 李明合，饶春艳 . 儿科护理学 [M]. 北京：北京大学医学出版社，2018.
[3] 饶春艳，李明合 . 儿科护理学学习指导与习题集 [M]. 北京：北京大学医学出版社，2018.
[4] 肖建武，李明合 . 儿科护理 [M]. 北京：科学技术出版社，2014.
[5] 于海红，张玉兰 . 儿科护理学实训与学习指导 [M]. 北京：人民卫生出版社，2014.
[6] 姚跃英 . 儿科护理学实训与学习指导 [M]. 南京：江苏科学技术出版社，2012.
[7] 倪鑫，申昆玲，沈颖江 . 实用儿科学 [M].8 版 . 北京：人民卫生出版社，2014.